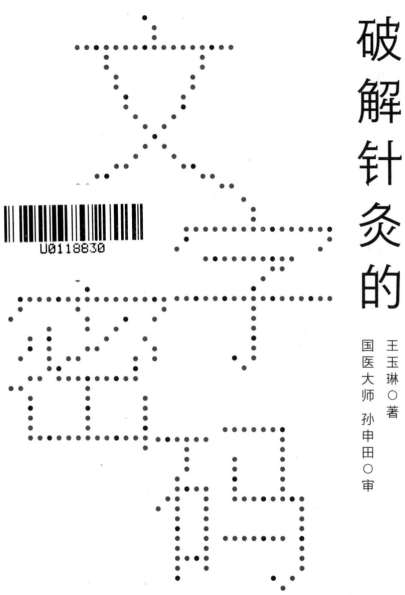

破解针灸的密码

王玉琳○著

国医大师 孙申田○审

中国科学技术出版社
·北 京·

图书在版编目（CIP）数据

破解针灸的文字密码 / 王玉琳著 . —北京：中国科学技术出版社，2023.9
ISBN 978-7-5046-9736-3

Ⅰ . ①破… Ⅱ . ①王… Ⅲ . ①穴位 Ⅳ . ① R224.2

中国版本图书馆 CIP 数据核字（2022）第 134140 号

策划编辑	韩　翔
责任编辑	于　雷
文字编辑	靳　羽
装帧设计	华图文轩
责任印制	李晓霖

出	版	中国科学技术出版社
发	行	中国科学技术出版社有限公司发行部
地	址	北京市海淀区中关村南大街 16 号
邮	编	100081
发行电话		010-62173865
传	真	010-62179148
网	址	http://www.cspbooks.com.cn

开	本	889mm×1194mm　1/32
字	数	138 千字
印	张	7.75
版	次	2023 年 9 月第 1 版
印	次	2023 年 9 月第 1 次印刷
印	刷	北京盛通印刷股份有限公司
书	号	ISBN 978-7-5046-9736-3/R·2937
定	价	35.00 元

内容提要

　　穴位命名有些是根据典籍记载，有些是根据局部解剖特征，有些是根据深部脏腑，有些是根据穴位效用特点，还有些是根据经脉所属或与附近经脉的关系，或是根据道家修身养生的体会等。作者综合古代天文、地理、音乐等各方面知识，揣度古人对腧穴命名时的构思，尽量准确表达古人之意愿。作者在编写过程中引用了大量的古典辞章，参考了诸多前贤的著作，为了便于广大读者理解，又把现代人的认识和自身在临床中的体会巧妙地结合进去。全书行文通畅、文字精练，适合中医院校学生及中医爱好者阅读参考。

前　言

人类文明中，我们借用文字符号抽象地反映了现实中的某个存在。巴赫金说："任何意识形态的符号不仅是一种反映、一个现实的影子，而且还是这一现实本身的物质的一部分。"

回到我们的文明来，中医学也是如此使用汉字。其中重要的文字符号，都是在古汉语的基础上，蕴含了极其丰富的中医学意义和文化内涵。笔者从针灸学的腧穴入手，分析它们名称所用的文字与事物本身的自然联系，探索这门学科在发展过程中的独特面貌。

什么是名？

《说文解字》言："名，自命也，从口从夕。夕者，冥也。冥不相见，故以口自名。"

"名"是个上下结构的会意字，上面是"夕"，与"月"字相似，表示黑夜，下面是"口"，有张口呼叫的意思。在还没有灯火的夜晚，人们难以互相辨认，就靠呼喊姓名识别对方。因此，"名"是在无法识别外貌的情况下，人与人相互辨认的方法。

古人最初起名的思维十分朴素，许多春秋战国的古人名中会出现伯、仲、叔、季（分别对应老大、老二、老三、老小），如齐桓公的宰相叫"管仲"，也就是管老二。管仲的好友叫"鲍叔牙"，说明他不仅在家是排行老三，而且牙齿很有特点，可能是龅牙。

再看《释名·释言语》曰："名，明也。名事实，使分明也。""名"同"明"，帮助我们对万事万物做分明之用，是各种事物真实含义的浓缩体现。

儒家说："名不正则言不顺，言不顺则事不成。"针灸穴名也是如此。穴名并非只是体表某一点的符号和标志，不同穴位的名不仅代表其本身独特的属性、功能，而且各个穴名之间存在着彼此沟通互联的奇妙关系。

在针灸学传承的历史中，各种典籍流传至今，经过了口述、手抄、刻版等多种形式，多有错字、别字。如"谿"字虽然通"溪"，但针灸古籍中从来用"谿"，而今统一用"溪"，未免失了本义。张隐庵引《下经》曰："谿谷属骨，皆有所起；谿乃小分之肉，连于筋骨之间，是肾主骨；而谿乃骨气所生之分肉也。"

穴位多在孔穴处，但不同的字形标志着不同的字义。清代程扶生的《医经理解》中就有一段论述："经曰：肉之大会为谷，小会为谿，谓经气会于孔穴，如水之行而会于谿谷也；海言其所归也；渊泉言其深也；狭者为沟渎，浅者为池渚；市府言其所聚也，室舍言其所居也；门户言其所出入也；尊者为阙堂，要会者为关梁也；丘陵言其骨肉之高起者也；影言其骨之空阔者也；俞言其气之传输也，天以言乎其上，地以言乎其下也。"

这些，含义相近，却又不同的汉字，可见古人遣字用词的细腻。

笔者此次整理腧穴名称释义，参考了多位先辈前贤的大著，如周楣声先生的《针灸穴名释义》，周老学问广博，在文辞考究方面十分严谨，常援引多种古籍考证字义；还有高式国先生的《针灸穴名解》，高老常将临床心得与穴名字义相互印证，也精于道学，对于诸多名称玄奥的穴位有独到见解。两位先生各抒己见，侧重有所不同，故多引两位的重点论述，以作比较。更有清人周树冬先生的《金针梅花诗抄》、吴棹仙先生的《子午流注说难》等，以期集多家之学，为每个穴位正名、定分、顺理。

为使诸脉、诸穴一目了然，另附清代抄本《十四经穴歌》绘图，供读者参考。

王玉琳

目　录

v

第1章　手太阴肺脉

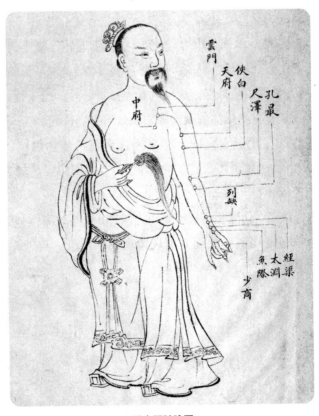

手太阴肺脉图

肺手太阴之脉，起于中焦，下络大肠，还循胃口，上膈属肺。从肺系，横出腋下，下循臑内，行少阴、心主之前，下肘中，循臂内上骨下廉，入寸口，上鱼，循鱼际，出大指之端。

其支者：从腕后，直出次指内廉，出其端。

肺

肺，从月（肉），从市，为会意字。脏腑中，除心与三焦外，都以"月（肉）"为偏旁。

市，音 fú，本是"巾"，同布，指用于遮蔽、覆盖的器物。肺居于心之上，为华盖，左右两部分包裹着心，有遮蔽保护作用。

"市"字亦为象形字，如同气管连接着肺叶。但牛德禄教授认为古人是否有这样的解剖生理知识是值得商榷的。

陈农：《白虎通义》曰："肺之为言费也，情动得序。"《释名》曰："肺，勃也，言其气勃郁也。"费，资用也，耗也，呼吸之气资用不歇，情动所以得序也，而《释名》所言，或是指肺中充满气时，勃然壮盛郁逆而短之状，可能是对离体肺脏（人或畜）吹气能令其勃之而短的现象观察的结果，与肺浮肝沉，而肺煮熟后则沉的观察结果一样。

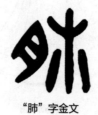

"肺"字金文

1. 中府

【特异性】

手太阴肺经之募穴。

【别名】

膺中府，膺俞，府中俞。

【定位】

在胸前壁外上方，前正中线旁开 6 寸，平第 1 肋间隙处。

【释义】

《素问·六微旨大论》记载："中者，天气也。"故中府之中为气，府为府库，有贮藏、囤积之意。中府，意为天之气在人体中的储藏之处。

另有一解：中与外相对，向外之意；府为脏腑，即肺，中府意为肺经之气由此而出。然而，笔者认为此解不当，《内经》中虽将"脏腑"写作"藏府"，府同腑，但肺为脏，而非腑。

张介宾曰：中府，藏气也。

2. 云门

【定位】

在胸部，锁骨下窝凹陷中，肩胛骨喙突内缘，前正中线旁开 6 寸。

【释义】

肺为华盖，居于五脏六腑之上，象天，天之气为云。经气从本穴出胸入臂，象征有门户，故名"云门"。

而高式国先生认为"云，犹气也""本穴犹气化飞升之门也"，高先生在临证时，运用云门，多取其"通经行气"之功，疏解凝滞之气，气机由此而畅达，故曰云门。

3. 天府

【定位】

在上臂前区，腋前纹头下 3 寸，肱二头肌桡侧缘处。

【释义】

天府，原为周朝掌管祖庙守藏的官员，后称朝廷藏物的府库为天府，再引申为物资丰饶的地域，如《晋书》载："蜀土富实号称天府"。于肺经而言，天府同中府一般，为气储藏丰富之处。

4. 侠白

【定位】

在上臂前区，腋前纹头下 4 寸，肱二头肌桡侧缘处。

【释义】

侠，通挟、夹。白，指上臂的白肉际处。侠白，意为上臂下垂夹胁的白肉际处。

5. 尺泽

【特异性】

手太阴肺经之合穴。

【别名】

鬼受，鬼堂。

【定位】

在肘区，肘横纹上，肱二头肌桡侧凹陷处。

【释义】

尺，即尺骨，古人以小臂的长度作为度量单位"尺"；泽，即水流汇聚之处，象征经气、血脉。《灵枢·本输》载"肘中之动脉也"，故该穴位于肘上动脉搏动处，故名"尺泽"。

周楣声云：尺，指长度。泽，沼泽，又宫名。言其居于尺部形如沼泽之处也。前臂其长约尺，故在《内经》中常称为"尺"，是相对于"寸"而言的。腕关节处称为"寸"或"寸口"，而肘关节处即称为"尺"。泽为水之所聚。

高式国云：《脉诀》云："分寸为尺，分尺为寸。"人之前膊，手腕横纹后一寸处为关，由"关"至肘横纹处为尺。诊家谓"尺肤热"者，即指此一尺全部而言。若此一尺之肤热，即知全身俱肤热也……本穴在肘横纹外侧端，为手太阴脉之"合"穴。"合"象水之归，水之所归，大则江海，小则沼泽。本穴承以前各穴之意，以"泽"字立义。

6. 孔最

【特异性】

手太阴肺经之郄穴。

【定位】

在前臂掌面桡侧，当尺泽与太渊连线上，腕横纹上7寸。

【释义】

孔，即孔隙；最，即高。小臂平展时，外侧肌肉最高处即此穴所在，故名"孔最"。

而周楣声先生认为"最，为最要"，此穴乃本经中最重要之穴。

高式国先生认为，本穴最能开瘀通窍，为"治孔窍病最得用之穴位"，故名"孔最"。

7. 列缺

【特异性】

手太阴肺经之络穴、八脉交会穴（通任脉）。

【别名】

童玄，腕劳。

【定位】

在前臂桡侧缘，桡骨茎突上方，腕横纹上 1.5 寸，当肱桡肌与拇长展肌腱之间。

【释义】

本穴位于肱桡肌与拇长展肌腱之间，如裂隙处；又为肺脉络穴，通于手阳明，手太阴之经气由此注入手阳明，如同缺口，故名"列缺"。

高式国云：古称雷电之神为列缺。雷电在大气中，有通上彻下之能。人或巅顶有阴沉郁痛之疾，则头重目眩，刺本穴可使头目清爽，犹霹雳行空、阴霾消散，而天朗气清也。故喻本穴为雷电之神，而名以"列缺"。

8. 经渠

【特异性】

手太阴肺经之经穴。

【定位】

在前臂前区，桡骨茎突内侧，腕横纹上 1 寸，桡动脉桡侧凹陷中。

【释义】

此穴为关脉所在，如同盛水之渠，故名"经渠"。

周楣声云：经，指经脉、经气与经过。渠，是水沟和水所流通之处。经渠指穴为经脉与经气交会流通之渠道。

高式国云：本穴善能泻热开瘀，犹浚源疏流也。其所治之症为胸胀暴痹、喘咳、气逆、胸背痛、喉痹、郁热汗不出、掌中热等。总以开瘀泻热为主，犹分洪流为多渠也。故名"经渠"。

9. 太渊

【特异性】

手太阴肺经之输穴、原穴，脉会。

【别名】

鬼心、太泉、大泉、天泉、大渊。

【定位】

在腕前区，桡骨茎突与舟状骨之间，拇长展肌腱尺侧凹陷中。

【释义】

周楣声云：太，高大与尊贵之意。渊，深水、深潭。又鼓声名渊，弓之弯曲处亦名渊。太渊，口中津液名。言经气深如潭水；泽润周身，效同桴鼓，而居于弯曲如弓之处也。

为诸脉之会。《难经·第四十五难》曰："脉会太渊。"太渊又为手太阴经之原穴，经气犹如潭水之深不可测也。

应口中之津。《黄庭外景经》曰："还返七门饮太渊。"注："谓面有七孔皆通达也。饮太渊者，谓咽食口中醴泉也。"又曰："太渊玉浆甘如饴，近在吾身子不知。"口之津与肺之脉内外相应，亦天地合气水津四布之象，因而称为太渊也。

如鼓之应桴。《诗经·小雅·采芑》曰："伐鼓渊渊。"注："渊渊鼓声也。"肺中空善鸣，有鼓之象。太渊为肺之输原，取之于此。如鼓之有桴，渊渊之声内外相应矣。

穴居弯曲如弓之腕关节处。《释名·释兵》谓："弓之末曰萧。"萧，梢也。中央曰弣，弣，抚也，手所扶持也。萧弣之间曰渊。渊，宛也，言宛曲。太渊者，处于手腕如大弓之宛曲处也。

高式国云：本穴为脉之大会，通达十二经络，犹水流之交会也。故名"太渊"。太，大也；渊，深也。会经渠之总汇而得名也。本穴治肺胀喘满、狂言、咽干、妒乳等症。总以清凉解热之功居多。凡诸郁热之宜治以清凉者，皆可取此。《道藏》曰："渊玉浆甘如饴。"原注："太清之渊随时凉。"即以本穴功在清凉，故名之为"太清之渊"，简称"太渊"。

10. 鱼际

【特异性】

手太阴肺经之荥穴。

【定位】

在手外侧，第 1 掌骨桡侧中点赤白肉际处。

【释义】

此穴位于拇指后，此处肌肉形似鱼腹，古人常称之为"手鱼"。杨上善曰："腕前大节之后，状若鱼形，故曰手鱼也。"又处在红肉与白肉交界处，界同际，故名"鱼际"。

11. 少商

【特异性】

手太阴肺经之井穴。

【别名】

鬼信。

【定位】

拇指末端桡侧，指甲根角侧上方 0.1 寸。

【释义】

商，为古代五音角、徵、宫、商、羽之一，五行属金。少商，是商的高音。为何要以此音命名穴位？周楣声先生认为，肺的经气从脏走手，到此商金之气已达高峰，但微弱如初生之状。

而高式国先生认为此穴以其商金之气的肃清之力，有"通瘀解热"之功，"商之气令，虽属肃杀，但其初令，尚含生意，故为少商"。

第 2 章　手阳明大肠脉

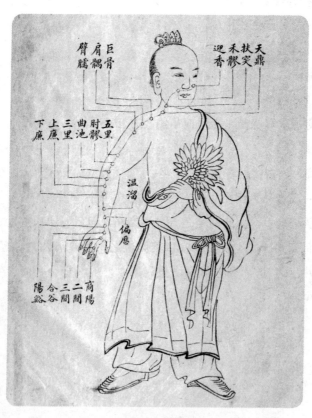

手阳明大肠脉图

大肠手阳明之脉，起于大指次指之端，循指上廉，出合谷两骨之间，上入两筋之中，循臂上廉，入肘外廉，上臑外前廉，上肩，出髃骨之前廉，上出于柱骨之会上，下入缺盆，络肺，下膈，属大肠。

其支者，从缺盆上颈，贯颊，入下齿中，还出夹口，交人中，左之右，右之左，上夹鼻孔。

大 肠

肠，繁体字形为腸，从月（肉），从昜。昜的金文较为形象，如同一人腹中有诸多通道。《说文解字》曰："昜，开也，一曰长也。"《释名》曰："肠，畅也，通畅胃气去滓秽也。""肠"以通为顺，故以"肠"字。再较肠道外形，分出大肠、小肠。

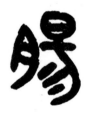

"肠"字金文

1. 商阳

【特异性】

手阳明大肠经之井穴。

【别名】

绝阳，而明。

【定位】

食指末节桡侧，指甲根角侧上方 0.1 寸。

【释义】

商字释义同"少商"。阳，是相对肺而言。肺与大肠相表里，肺为阴，大肠为阳。肺经由列缺分出一支行至食指端，由阴入阳，故名"商阳"。

2. 二间

【特异性】

手阳明大肠经之荥穴。

【别名】

间谷、闻谷、周谷。

【定位】

第 2 掌指关节桡侧远端赤白肉际处。

【释义】

二，即指骨第二节；间，即间隙。该穴位于食指第二节指骨后凹陷处，故名"二间"。

间，原作"閒"，本义指月光从门而入，引申为隙。

3. 三间

【特异性】

手阳明大肠经之输穴。

【别名】

少谷，小谷。

【定位】

在手背，第 2 掌骨桡侧，掌骨小头后方凹陷处。

【释义】

三，即指骨第三节；间，即间隙。该穴位于食指第三节指骨后凹陷处，故名"三间"。

高式国云：本穴一名"小谷"。穴在次指内侧，爪后第三节后。故名"三间"。"二间""三间"均与"合谷"交会。故二穴治病，均与"合谷"略同。"三间"别名"小谷"，以其次于"合谷"；"二间"别名"间谷"，以其间隔于"合谷"也。

4. 合谷

【特异性】

手阳明大肠经之原穴。

【别名】

虎口、容谷、合骨、含口。

【定位】

在手背，第 1、2 掌骨间，当第 2 掌骨桡侧的中点处。

【释义】

合，有两种解释。

一是开合、合拢之意。此穴位于拇指、食指之间，开合角度大，合拢时有肉隆起，《黄帝内经》记载"肉之大会为谷"。拇指与食指合拢时，有肉隆起，故名合谷。

二是会聚之意。此穴在手太阴肺经与手阳明大肠经结合处。

谷，除《内经》的解释。周楣声先生认为，谷，即山谷。因此，穴所在之处"开则如谷，合则如山也"，故名"合谷"。

5. 阳谿

【特异性】

手阳明大肠经之经穴。

【别名】

中魁。

【定位】

在腕区，腕背侧远端横纹桡侧，桡骨茎突远端，解剖学"鼻烟窝"凹陷中。

【释义】

腕部横直有三穴，小肠经有阳谷，三焦经有阳池，大肠经为阳谿。气血经关节处，会有聚集之象而后通行，经此三穴，气血似水流行，故以谷、池、谿名之。阳者，指所在为阳经。

周楣声先生认为，筋膜之连接处，即古之所谓"肉之小会"，亦称谿。

6. 偏历

【特异性】

手阳明大肠经之络穴。

【定位】

在前臂，腕背侧远端横纹上 3 寸，阳谿与曲池连线上。

【释义】

杨上善曰："手阳明经上偏出此络，经历手臂，别走太阴，故曰偏历也。"是否另有深义，待考。

7. 温溜

【特异性】

手阳明大肠经之郄穴。

【别名】

逆注，蛇头，池头，地头，通注。

【定位】

在前臂，腕背侧远端横纹上 5 寸，阳谿与曲池连线上。

【释义】

温，此穴有温阳之功，可治寒邪客胃肠；溜，脉之细流，有通畅之性。高式国先生临证以其和畅温通之功治疗肘臂寒痛、寒厥头痛及寒湿濡泄等症。称之"温而不热，通而不湍"。

8. 下廉

【别名】

手下廉。

【定位】

在前臂，肘横纹下 4 寸，阳谿与曲池连线上。

【释义】

廉，堂屋的侧边，边缘逼仄之处，又有隆起之象。穴在臂廉隅之下，故曰"下廉"。

9. 上廉

【别名】

手上廉。

【定位】

在前臂，肘横纹下 3 寸，阳谿与曲池连线上。

【释义】

同"下廉"。

高式国云：以上三穴，具安平和解之意，犹药味中之有甘草也。本穴与"下廉"同在前膊外侧肉棱上端。故"上廉"与"下廉"治症略同，不事攻补，独具和解消散之力，以其尚有温溜余意也。

10. 手三里

【别名】

三里，鬼邪，上三里。

【定位】

在前臂，肘横纹下 2 寸，阳谿与曲池连线上。

【释义】

《灵枢·刺节真邪》记载："一里一寸也。""三里"即"三寸"，本穴约在肘下三寸处，与足三里上下对应，故名手三里。

有学者认为，"里"为肉里，指进针深度，手三里进针 3 寸是穴。汉代一寸约 2.3cm，三寸约 6.9cm。若在手三里处进针三寸深，肢体瘦弱者，手臂已被贯穿，更不必说手五里了，此解不妥。

还有学者认为，三里，指人体"上中下三部之里"，手、足三里穴可治三焦在里的诸病。若依此解，手五里则当解释为可治五脏之病。《灵枢·玉版》记载："迎之五里，中道而止，五至而已，五往而脏之气尽矣。"手五里穴确实与脏气关系密切。故此种解释有理论基础，但笔者尚无以手三里治疗三焦病的经验，故存疑，望有验者分享。

11. 曲池

【特异性】

手阳明大肠经之合穴。

【别名】

鬼臣，洪池，阳泽。

【定位】

在肘区，屈肘成直角，在肘横纹外侧端与肱骨外上髁连线中点凹陷处。

【释义】

阳明经气过于肘臂弯曲的凹陷处，如水停聚，故曰"曲池"。临证中，此穴有清热之功，擅治热证，针曲池，可调水制火，亦不负曲池之名。

12. 肘髎

【别名】

肘尖。

【定位】

在肘区，屈肘成直角，曲池穴外上 1 寸，当肱骨边缘处。

【释义】

肘，肘关节部分。髎，骨骼的孔隙处。此穴位于肘部之孔隙，故名肘髎。

13. 手五里

【别名】

五里，尺之五间，尺之五里，大禁，手之五里。

【定位】

在臂部，肘横纹上 3 寸，曲池与肩髃连线上。

【释义】

针对五里，有两种解释。

第一种，五里指距离，即五寸。虽然手五里位于肘横纹上3寸，但若以肘尖为起点，则为五寸，故名"手五里"。

第二种，《灵枢·玉版》记载："迎之五里，中道而止，五至而已，五往而脏之气尽矣。"五里为五脏之里，此穴通五脏之气。

手五里有禁针之说，也与第二种解释有关。古人认为，手五里针刺操作不当，有消耗脏气的危险。自此而下，《针灸甲乙经》《备急千金要方》《针灸大成》等针灸典籍中都延续了禁针的说法。皇甫谧虽然也支持禁针手五里，但他提出了更详细的理由，"五里者，在肘上三寸，行向里大脉中央，禁不可刺。"皇甫谧所说的"大脉"为肱深动脉前支桡侧副动脉。

根据现代解剖学，此处除了动脉，还有一条粗大的桡神经穿行而过，若受到损伤，会引起伸肌群麻痹，从而造成腕下垂、局部皮肤感觉丧失等。仅从解剖结构来看，若使用古时如火柴棒粗细的针具，一旦刺伤动脉或神经，可能引起较为严重的后果。

随着针具的改良、对解剖认识的加深，当代不少医者解除了手五里的禁针封印。在治疗臂丛神经损伤、网球肘等疾病时，手五里已成常用的效穴。

14. 臂臑

【别名】

头冲，颈冲。

【定位】

在臂部，曲池上7寸，三角肌前缘处。

【释义】

臂，即上肢。臑的含义众多，做名词时，指牲畜的前肢。《说文解字》段注："人曰臂，羊豕曰臑。"做动词时，同煮，后又引申出人的上臂、煮烂等含义。《灵枢·经脉》中将人自肩至肘前侧靠近腋部的部位称为臑，当以《灵枢》的解释为正。

周楣声先生依据《礼记》中所注"臂臑谓肩脚也"，认为臑为肩下方之肌肉，与今之三角肌相当；高式国先生认为，凡肉不着骨之处，可由肉下通透者，曰臑。亦可参考。

15. 肩髃

【别名】

髃骨，中骨井，扁骨，扁髃，尚骨，中肩，偏肩，肩尖。

【定位】

在三角肌区，肩峰外侧缘前端与肱骨大结节两骨间凹陷中。

【释义】

《广韵》曰："肩，项下。"《说文解字》曰："髃，肩前也。"段注："肩头也，髃之言隅也，如物之有隅也。"此穴位于肩角，故名肩髃。

16. 巨骨

【定位】

在肩胛区，锁骨肩峰端与肩胛冈之间的凹陷中。

【释义】

巨骨，即大骨，为缺盆骨，今之锁骨。此穴在锁骨肩峰端与肩胛冈之间凹陷处，故名。

高式国云：本穴在上膊骨、肩胛骨与锁骨三骨之会，构成三角形凹隙，如循规矩，故名"巨骨"。古"巨"与"矩"通。《铜人》针一寸半，《素问》禁针。

17. 天鼎

【别名】

天顶，天项，天盖。

【定位】

在颈部，横平环状软骨，胸锁乳突肌后缘。

【释义】

位于颈部的腧穴，多以天命名，指高处，如天窗、天容。而鼎字含义丰富，除了指三足两耳的宝器，也是道家常用的词汇。故天鼎之名，可做多种解释。

第一种，因人头旁生两耳，下凭细颈而立，形象如鼎，天鼎穴所在如鼎足，故名天鼎。

第二种，此穴位于颈部胸锁乳突肌后缘，而胸锁乳突肌特征为一肌三头：一头附着于乳突，其他二头分别附着胸、锁二骨，似三足鼎立，故名。

第三种，据周楣声先生考证，鼎为古代城门名，《水经》谷水注："东都城门，名曰鼎门，盖九鼎之所从入也。"天鼎，即天气进入之门户，故名。

第四种，道家养生中将人体寓为调和阴阳之鼎炉。高式国先生认为，此穴有调和之功，如药中甘草，谓为调和鼎鼐，故名。

18. 扶突

【别名】

水穴，水泉。

【定位】

在胸锁乳突肌区，横平喉结，胸锁乳突肌前缘与后缘之间。

【释义】

扶，为辅助；突，古时灶旁突起的烟火口，为通气而设。

辅助水气通行者曰"扶突"。

另有一种解释，"扶"通"抚"，抚本穴则突突应手。

19. 口禾髎

【别名】

禾髎，长频，长髎，长颊。

【定位】

在面部，横平人中沟上 1/3 与下 2/3 交点，鼻孔外缘直下。

【释义】

周楣声云：禾，曲头木。髎，见肘髎条。指穴在形如曲头木的鼻唇沟之下方而言。《说文解字》："禾，木之曲头，止不能上也。"禾，读鸡音，是典型的象形字。髎，是近骨的孔隙。"髎"之名最为形象。以"禾"为"禾"，传抄之误也。

20. 迎香

【别名】

冲阳。

【定位】

在面部，鼻翼外缘中点旁，鼻唇沟中。

【释义】

"迎香"以鼻闻香臭而得名也。《金针梅花诗抄》迎香条："善通鼻塞号迎香。"

第3章 足阳明胃脉

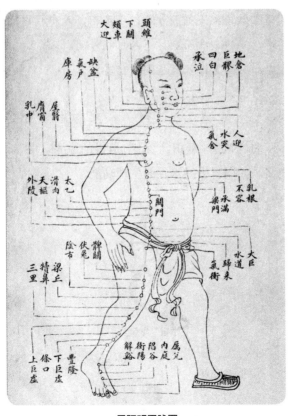

足阳明胃脉图

胃足阳明之脉，起于鼻，交颎中，旁纳太阳之脉，下循鼻外，入上齿中，还出夹口，环唇，下交承浆，却循颐后下廉，出大迎，循颊车，上耳前，过客主人，循发际，至额颅。

其支者，从大迎前，下人迎，循喉咙，入缺盆，下膈，属胃，络脾。

其直者，从缺盆下乳内廉，下夹脐，入气街中。

其支者，起于胃下口，下循腹里，下至气街中而合，以下髀关，抵伏兔，下膝髌中，下循胫外廉，下足跗，入中指内间。

其支者，下膝三寸而别，下入中指外间。

其支者，别跗上，入大指间，出其端。

胃

胃，从月（肉），从田。"田"是胃的象形。胃音似"围"有包围之义，如同胃受纳水谷的生理功能。

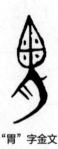

"胃"字金文

1. 承泣

【特异性】

阳跷、任脉、足阳明胃经之会。

【别名】

鼷穴，面髎，谿穴。

【定位】

在面部，目正视，瞳孔直下，眼球与眶下缘之间。

【释义】

眼眶下方承受眼泪处，曰"承泣"。与承浆同义。马目下的旋毛古称"承泣"。

2. 四白

【定位】

在面部，目正视，瞳孔直下，眶下孔处。

【释义】

周楣声云：四，四方，四野之意。白，光明，洁白。谓目病取此则四顾皆光明洁白也。

3. 巨髎

【定位】

在面部，目直视，瞳孔直下，横平鼻翼下缘。

【释义】

巨，大也；髎，两骨之间的深大空隙。此穴在上腭骨与颧骨接缝处，故曰"巨髎"。

4. 地仓

【别名】

会维，胃维。

【定位】

在面部，目正视，瞳孔直下，口角旁开 0.4 寸。

【释义】

本经为仓廪之官，为饮食所入，且此穴在面三庭最下之地格，故曰"地仓"。

程扶生所著《医经理解》记载："地仓，夹口吻旁四分，外如近下，微有动脉，口以入谷，故谓之仓，唇在面下部，故谓之地也。"

5. 大迎

【别名】

髓孔。

【定位】

在面部，下颌角前方，咬肌附着部的前缘凹陷中，面动脉搏动处。

【释义】

大迎，是下颌骨的古称，意指迎受后天之气，高式国先生以其为"人面迎前"之处，而名"大迎"。此处动脉也称为大迎脉，故此穴称为大迎穴。

6. 颊车

【别名】

曲牙，机关，鬼床，牙车。

【定位】

在面部，下颌角前上方一横指（中指），咀嚼时，咬肌隆起处。

【释义】

颊，同"颐"，即腮。利用轮轴旋转的机具，古称为"车"，《释名》曰："颐或曰辅车，其骨彊，可以辅持其口，或谓牙车。"颊车穴则是以下颌骨可以转动处而命名。

7. 下关

【定位】

在面部，颧弓下缘中央与下颌切迹之间凹陷中。

【释义】

《黄帝内经》有"关阖枢"之论，借门上实物喻三阳三阴经的功能特点。"关"为门栓，"阖"为门板，"枢"为门轴。面部颧弓形如门栓，本穴位于颧弓之下，故名"下关"。

高式国云：关，为开阖之枢机。本穴有关牙齿开阖，故称之以"关"。又以其在颧弓下，且与"上关"相对，故名为"下关"。

8. 头维

【别名】

颡大。

【定位】

在头部，额角发际直上 0.5 寸，头正中线旁开 4.5 寸。

【释义】

周楣声云：头，头部。维，隅角，维系，维护。谓穴居头之隅角，是维系头冠之处，并可维护头部及四肢之阳气也。

头维指头之隅角。《广雅·释言》："维，隅也。"隅，方也，角也。《淮南子·天文》："东北为报德之维也。"注："四角为维。"《素问·气交变大论》："土不及四维。"注："四维为乾坤艮巽，东南西北也。"认头维为头角，最为允当。

头维是维系头冠之处。《说文解字》："维，车盖也。"维与纮同。《说文解字》："纮，冠卷维也。"注："谓冕弁之纮，以一组自颐下而上，属两端于武者也。武者，冠卷也。"《周礼·大司马》："以维邦国。"《诗经·小雅·白驹》："絷之维之。"都是维系连接的意思。又系在网四角的绳索也叫四维。头维者，指头部戴冠之维，即维冠而使之端正不落之处也。

头维可以维护诸阳。《素问·生气通天论》："四维相代，阳气乃竭。"张隐庵曰："四维者四肢也。四肢为诸阳之本，气为邪伤，而阳气乃竭也。"清阳实四肢。头维为足阳明脉气之所发，又为足阳明、少阳、阳维之会。四肢阳气不足诸病，取之自有维护之效矣。

高式国云：维，护持也。穴在额角，犹牴角之作防御也，故名"头维"。

9. 人迎

【别名】

天五会，五会。

【定位】

在颈部，横平喉结，胸锁乳突肌前缘，颈总动脉搏动处。

【释义】

迎，指迎物而吞之。在颈称"人迎"。

杨上善曰："结喉两箱，足阳明脉，迎受五脏六腑之气以养人。"

10. 水突

【别名】

水门，水天，天门。

【定位】

在颈部，横平环状软骨，胸锁乳突肌前缘。

【释义】

水，指胃受纳腐熟而产生的水谷之气。突，《说文解字》当中有述："犬从穴中暂出也。从犬在穴中"有突出之意。水谷之气在此涌动、突透而出，故名"水突"。

十四经中有 5 个"水穴"，分别是水沟穴、水突穴、水道穴、水分穴、水泉穴，都具有"水曰润下"的性质，或通利下水，或凉润清热。水突穴临床善治咳逆上气，咽喉痛肿，也体现了"水"的特性。

11. 气舍

【定位】

在胸锁乳突肌区，锁骨上小窝，锁骨胸骨端上缘，胸锁乳突肌胸骨头与锁骨头中间的凹陷中。

【释义】

单以字面含义而言，气舍指气之住舍，呼吸之气在此停驻。《灵枢》当中有述："喉咙者气之所以上下出入也"，此穴位于喉咙旁侧的凹陷中，正如气道旁的舍室，故名"气舍"。

而高式国先生发现，当人吸气足量时，则胸中之气上将抵气舍。或努力持重时，本穴亦为之冲胀。因此得名。

12. 缺盆

【别名】

天盖，尺盖。

【定位】

在颈外侧区，锁骨上大窝，锁骨上缘凹陷中，前正中线旁开4寸。

【释义】

缺盆，为古代解剖名，指其位于锁骨上窝，状如缺盆处。缺，有空缺、残缺之意。周楣声先生认为，缺盆可以理解为有如无盖之盆。锁骨上窝正如盆之无盖，空虚如缺。然未查证到古时。有盖的盆具，解释为缺损之盆更为恰当。

《金针梅花诗抄》缺盆条："肩下有窝如盆缺，横骨中央缺盆穴。"

13. 气户

【定位】

在胸部，锁骨下缘，前正中线旁开 4 寸。

【释义】

此穴名与功用，均与气舍相似。周楣声先生曾建议将此穴改名"肺户"，以免与气舍混淆。

14. 库房

【定位】

在胸部，第 1 肋间隙，前正中线旁开 4 寸。

【释义】

库房，藏物之所。穴在胸部，如心肺之仓库，储藏气血，故曰"库房"。

高式国先生根据前人对其所治病症的描述，如"胸胁满、咳逆上气、气不归根，及吐脓血浊沫诸病"，发现这些症状均属气分上越的气逆之症，属实证，有如病邪宿积，故曰"库房"。

15. 屋翳

【定位】

在胸部，第 2 肋间隙，前正中线旁开 4 寸。

【释义】

翳，本为羽毛所做的华盖，是遮蔽之物，此处结合上下 2 穴之名——库房、膺窗，本穴犹如屋檐遮蔽房屋，故名"屋翳"。

16. 膺窗

【别名】

膺中。

【定位】

在胸部，第 3 肋间隙，前正中线旁开 4 寸。

【释义】

此穴在屋翳之下，如屋檐下的窗户，且此穴在膺，锁骨至乳房为膺，故曰"膺窗"。

膺窗有宽胸理气、消痈止痛之功，主治胸胁胀满、乳痈、咳喘等胸中气郁积闷之症，犹如窗户的通气功能。上焦本该清虚，有了这一扇"窗"，轻清之气可入，污浊之气能出。

17. 乳中

【别名】

乳首，当乳。

【定位】

在胸部，乳头中央。

【释义】

穴在乳头正中，名曰"乳中"。

18. 乳根

【别名】

薛息。

【定位】

在胸部，第 5 肋间隙，前正中线旁开 4 寸。

【释义】

穴在乳房下缘，故名"乳根"。

19. 不容

【定位】

在上腹部，脐中上 6 寸，前正中线旁开 2 寸。

【释义】

此穴治"胃不能容"，如呕吐反胃、胁肋胀满等症，故名"不容"。

20. 承满

【定位】

在上腹部，脐中上 5 寸，前正中线旁开 2 寸。

【释义】

承，为承接；满，为饱满。饮食之水谷入胃，满于此处，故曰"承满"。

本穴主治与"不容"相近，两穴均治"满"，《千金方》载承满治心下坚满。

21. 梁门

【定位】

在上腹部，脐中上 4 寸，前正中线旁开 2 寸。

【释义】

古代病"伏梁"，是一种腹中积聚的病症。腹诊时，在脐上至心下的范围可触及硬块，如伏藏在腹中的梁木。梁门穴为治疗此类疾病的常用穴。门，有通路之意，梁门穴为腹中积聚开通去路。故名"梁门"。

22. 关门

【别名】

关明。

【定位】

在上腹部，脐中上3寸，前正中线旁开2寸。

【释义】

关门之名具生理、治疗的双重意义。

生理上，关与门字义相近。关门居胃脘下部与小肠交界处，为胃之关，也为胃与小肠之门。

治疗上，《针灸大成》记载其主治"胁下积气，食欲不思，大肠滑泄，完谷不化"。关门收涩止泻的作用，恰似关闭胃肠的门户。关，取关闭的含义。

23. 太乙

【别名】

太一。

【定位】

在上腹部，脐中上2寸，前正中线旁开2寸。

【释义】

太乙，同"太一"，原是对天地未开之前一片混沌之气的代称，属于中国古代的哲学概念。后又演变为文学和艺术中的人物形象，如天帝、太乙真人等神灵。

此穴以太乙为名，难解其真意，故将几家论述摘录于此，供读者参考。

周楣声云：太乙，象天地混沌之气；又神名，星名，地名。此处以穴位之所在，及其功能与大肠之形象而言，象元气之未分。《礼记·礼运》："……必本于太乙。分而为天地，转而为阴阳，变而为四时。"疏："太乙者，谓天地未分混沌之元气也。"穴居天枢之上方，天地之气至此尚未分明，胃肠之清浊在此亦未分清，有太乙之象也。象天地之高厚。太乙，星名，又山名（即终南山），又神名。如天之高，如地之厚，又如神之灵。自有安神定惊、主癫疾狂走诸效矣。象大肠之盘曲。太，大也。乙，盘曲之象也，与其能治大肠诸病有关。

高式国云：本穴简称"太乙"。古"太"与"大"通，"乙"与"一"通。又"乙"，曲也。《河图》以中宫为太乙，养生家以脐下为"太一君"，二意相同，隐喻太乙为腹中央也。中医以脾为中土。其取意亦与"太乙，太一"同义。本穴平于"下脘"，穴底挨近脾脏。（并胰而言）内应小肠，小肠多曲，以及横结肠两曲端。亦"太乙"屈曲之象也。故"乙"字于字义为肠，穴名曰"乙"亦合肠道多曲也。汇此诸意，故名之为"太乙门"。《礼记》："鱼馁必自乙。"注："鱼去乙则不肥。"大肠俗名肥肠。兹本"大与太通""乙意为肠"之意。研之。"太乙门"即是"大肠门"（太同大，乙为肠也）。

张晟星：太，作通解。鱼肠滑之乙。穴在关门下一寸，肠屈曲似乙形，穴主肠疾，有通肠之意，故曰太乙。又释：太乙，星名，北辰神名。穴在腹、坤为腹，坤居正北，应古星象太乙，故名太乙。

24. 滑肉门

【别名】

滑肉，滑幽门。

【定位】

在上腹部，脐中上1寸，前正中线旁开2寸。

【释义】

滑肉，指人体之中易于滑动的组织器官。此穴位于腹腔，腹腔中大小肠最为滑利，故滑肉，当为肠道，与此穴的临床功用相符，可治疗肠道疾病。除此之外，滑肉门还能治疗舌强、吐舌，有的学者也将舌归为滑肉。

25. 天枢

【特异性】

手阳明大肠经之募穴。

【别名】

长豁，谷门，长谷，循际，谷明，补元，循元。

【定位】

在腹部，横平脐中，前正中线旁开2寸。

【释义】

高式国云："天"，为气化运行自然之序，如天生、天杀、天然、天命、天气、天数等名词，皆顺循大自然之理而进行之也。"枢"，《类经·注》谓"枢为致动之机"。本穴内应横结肠屈曲迴折之处。其功能，长于辅助膈下脏器运行，并调停缓急，即补助肠中水谷气化，吸收水分，排除干矢，增益蠕动之力，因名"天枢"。又以大小肠连接管道甚长，故别名"长谿""长谷"，又名"谷门"。我国古代星相家以北斗第一星名"天枢"，为天际群星之中心，主持天际各星运行之规律。养生家取法此义，作脐轮周转。以人意法天道，隐喻本穴犹天道之中枢，而名之曰"天枢"。换言之，即符合天道规律之自然旋转也。《鬼谷子》："人君有天枢，生养成藏"。陶弘景注云："生长成藏，天道之行也。"即以人事合天道也。天道即大体自然变化之进展现象。虽曰人文进化，其主导皆本于自然，医家与宗教家自不例外。

26. 外陵

【定位】

在下腹部，脐中下1寸，前正中线旁开2寸。

【释义】

外，意指腹中线外侧。陵，指高起处。穴在脐腹外下方，当腹直肌隆起处，故名外陵。

27. 大巨

【别名】

腋门，液门。

【定位】

在下腹部，脐中下 2 寸，前正中线旁开 2 寸。

【释义】

巨，即大。穴在腹直肌隆起高突阔大处，故名大巨。

28. 水道

【定位】

在下腹部，脐中下 3 寸，前正中线旁开 2 寸。

【释义】

此穴在膀胱的侧边，有通调水道之功，可以治疗膀胱的各类疾病，故名"水道"。

29. 归来

【别名】

谿穴，豁谷，谿谷。

【定位】

在下腹部，脐中下 4 寸，前正中线旁开 2 寸。

【释义】

《金针梅花诗抄》归来条："丸塞入腹唤归来，疝气奔豚亦妙哉。"本穴治疗疝气、阴挺等移位之症，使其返回本位，故名"归来"。

养生家认为此处是气息归根之处，而名"归来"。

30. 气冲

【别名】

气街，羊屎。

【定位】

在腹股沟区，耻骨联合上缘，前正中线旁开 2 寸，动脉搏动处。

【释义】

气冲是足阳明胃经、冲脉的交会穴，按之有经气冲指，即动脉搏动，主治逆气上冲诸病，故名气冲。

31. 髀关

【定位】

在股前区，股直肌近端、缝匠肌与阔筋膜张肌三条肌肉之间凹陷中。

【释义】

髀，指大腿部。关，机关。此穴位于下肢运动之机关处。

32. 伏兔

【别名】

外勾，外丘。

【定位】

在股前区，髌底上 6 寸，髂前上棘与髌底外侧端的连线上。

【释义】

《针灸大成》谓"膝上六寸起肉之处。正跪，坐而取之，以左右各三指按捺，上有肉起，如兔之状，因以此为名"。杨继洲是基于对伏兔穴所在的大腿股直肌的形象描述，来理解穴名的意义。然而为何选取兔子来比喻，而非狗、猫之类的其他形象呢？根据春秋战国时期记述官营手工业各工种规范和制造工艺的文献《考工记》，伏兔在古代是一个专有名词，是古人发明的马车"避震器"。股直肌的外形与马车的零件"伏兔"相似，故名。

马车主体由两部分构成，即车舆与车轮，车轮在受到颠簸时，会将动能直接传递给车舆，导致车舆继续颠簸。伏兔则是二者之间的一个媒介，以其吸收能量的特点，使传递的能量减弱，尽量减少上方车舆的颠簸。

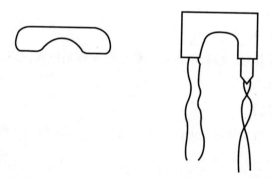

伏兔在《考工记》（左）和《车制图解》（右）中的示意图

33. 阴市

【别名】

阴鼎。

【定位】

在股前区，髌底上 3 寸，股直肌肌腱外侧缘。

【释义】

此穴名中，当先明晰"市"字的含义，"阴"字释义随之而变。

"市"字本身存在不小的争议，有学者认为"市市难自分"，市（音同扶）是古代一种系于腰间，遮于官服或礼服下裳前的服饰。若此穴名为"阴市"，是指遮蔽阴部的短裳。依据穴位所处的位置，联想到相关的服饰，以服饰名称命名。

若"阴市"非误传，则按王冰注《素问·刺禁论》云："胃为水谷所归，五味皆入市杂，胃为之市。"市，为聚集、集结之处。阴，为阴寒邪气，此穴主治寒疝、痿痹、风湿等诸阴寒疾病，故名。

34. 梁丘

【特异性】

足阳明胃经之郄穴。

【别名】

鹤顶，跨骨。

【定位】

在股前区，髌底上 2 寸，股外侧肌与股直肌肌腱之间。

【释义】

高式国云：本穴在膝上筋肉夹隙中，"阴市"下一寸许，两筋间，屈膝取之。骨亘如梁，筋犹小丘，穴在膑上，故名"梁丘"。

35. 犊鼻

【别名】

外膝眼。

【定位】

在膝前区，髌韧带外侧凹陷中。

【释义】

犊，小牛。膝盖内外各有一眼，形似牛鼻，故名"犊鼻"。

36. 足三里

【特异性】

足阳明胃经之合穴、下合穴。

【别名】

三里，下陵，胃管，鬼邪，下三里。

【定位】

在小腿外侧，犊鼻下3寸，胫骨前嵴外1横指，犊鼻与解溪连线上。

【释义】

见"手三里"。

周楣声云：足，指下肢，相对于手而言。三里，指长度及人身上、中、下三部之里。以其与外膝眼的距离长度及通乎三焦之里而言。三里，主要是指三寸。《素问·针解》："所谓三里者，下膝三寸也。"《灵枢·本输》："……入于下陵，下陵者膝下三寸、胻外三里也。"杨上善曰："人膝如陵。陵下三寸，一寸为一里也。"《灵枢·刺节真邪》："刺天容者无过一里。"杨上善亦曰："一里，一寸也。"又与手阳明之三里上下相应入对三焦在里诸病无所不包，可以互观。

高式国云：本穴名释义有二。《灵枢·九针十二原》："阳有阴疾者，取之下陵三里。"犹言陵下三寸处也。杨上善《太素》谓"一寸一里也"。此以地位而论，言其体也。《素问·六微旨大论》："天枢以上，天气主之；天枢以下，地气主之；气交之分，人气从之。万物由之。"本穴统治腹部上中下三部诸症口是以谓之"三里"，古"理"与"里"通。本穴在下肢，故名"足三里"，示别于"手三里"也。

37. 上巨虚

【特异性】

手阳明大肠经之下合穴。

【别名】

巨虚上廉，上廉，巨虚，足上廉。

【定位】

在小腿外侧，犊鼻下 6 寸，犊鼻与解谿连线上。

【释义】

上巨虚原名"巨虚上廉"。《灵枢·本输》记载："膝下三寸、骱外三里也；复下三寸为巨虚上廉也；复下三寸为巨虚下廉也。"廉，即侧。可知穴名是依据所处位置而定，即"巨虚"的上侧为此穴。

巨虚，根据杨上善的解释："足骱外独陷大虚之中，名曰巨虚。"骱（音同横），属于生僻字，现代汉语已经不用，本意是胫骨上端。巨虚，即胫骨外缘处巨大的骨骼空隙。

38. 条口

【定位】

在小腿外侧,犊鼻下8寸,犊鼻与解谿连线上。

【释义】

条,指长条之形。此穴在上巨虚、下巨虚之间,胫骨、腓骨间隙中,此处凹陷狭长,如条形,故名"条口"。

周楣声云:条,指条风,即东北风。口,同孔,空也。条口,乃治疗下肢风病之孔穴也。条,风名。《淮南子·天文》:"距日冬至四十五日条风至。"注:"条风,艮卦之风。一名融。"又《隆形》:"东方曰条风。"注:"震气所生也。一曰明庶风。"《山海经·南山经》:"东北风为条风。"《广雅·释天》:"东北条风。"《初学记》:"立春条风至。"宋均注:"条风者,条达万物之风。"亦称"调风",万物调和也。东方属木,木性调达,故条风即木气之风。可见条风者,象地气之升发,东风及东北方之风也。口,兑也(《易·说卦》)。兑,穴也(《老子》)。口又读孔,空也(《释名·释形体》)。故条口者,乃治风之孔穴也。谓小腿前缘狭长如条,形如刀口。穴在其处,因而得名,亦无不可。

39. 下巨虚

【特异性】

手太阳小肠经之下合穴。

【别名】

下廉,巨虚下廉。

【定位】

在小腿外侧，犊鼻下 9 寸，犊鼻与解谿连线上。

【释义】

见"上巨虚"。

40. 丰隆

【特异性】

足阳明胃经之络穴。

【定位】

在小腿外侧，外踝尖上 8 寸，胫骨前肌外缘，条口旁开 1 寸。

【释义】

《说文解字》："丰，从生，上下达也。""隆，丰大也。"丰隆，即地气丰隆之意，正如胃脉气血俱盛之象。

据高式国先生考证，丰隆为古代雷神，而此穴位于小腿，犹如"雷起地下也"。

高式国先生的观点，确有可考。张衡《思玄赋》言："丰隆轩其震霆兮，列缺晔其照夜"。丰隆为雷，列缺为电。自古丰隆与列缺便是一对，有学者认为两穴配伍，如电闪雷鸣，可调节人体气机升降。针灸名家吕景山先生认为列缺主宣，丰隆主降，二者配伍一宣一降，相得益彰。

41. 解谿

【特异性】

足阳明胃经之经穴。

【别名】

鞋带。

【定位】

在踝区，踝关节前面中央凹陷中，踇长伸肌腱与趾长伸肌腱之间。

【释义】

解，有松脱之意，如人体可活动、脱臼的关节。《灵枢·九针》中有述："八风伤人，内舍于骨解腰脊腠理之间为深痹也。"此处骨解为骨缝。谿，是小肉之会。周楣声先生认为，小肉之会便是筋膜连接处。此穴位于踝关节处，肌腱之间，故名"解谿"。

42. 冲阳

【特异性】

足阳明胃经之原穴。

【别名】

会原，跗阳，会屈，会涌，会骨。

【定位】

在足背，第 2 跖骨基底部与中间楔状骨关节处，可触及足背动脉。

【释义】

《金针梅花诗抄》冲阳条"高居冲要号冲阳"，此穴居于足背高处，为阳；可触及动脉，是冲，故名"冲阳"。

43. 陷谷

【特异性】

足阳明胃经之输穴。

【定位】

在足背，第 2、3 跖骨间，第 2 跖趾关节近端凹陷中。

【释义】

陷，是陷落、坑穴；谷，两块高地中间的低洼处。陷下之骨空处，故名"陷谷"。

《金针梅花诗抄》陷谷条："由来土陷能容水，水肿能教陷谷容。"此穴对水病有效，亦可参证。

44. 内庭

【特异性】

足阳明胃经之荥穴。

【定位】

在足背，第 2、3 趾间，趾蹼缘后方赤白肉际处。

【释义】

周楣声云：内，内里，内方；又同枘，同纳。庭，庭堂，亦处所之意。"内庭"指穴在跖趾关节形如凿枘之隐蔽处。穴居第二、三趾间之趾蹼部，地位隐蔽，犹如门内之庭堂也。内，又同枘，同纳。枘是卯眼，凿是榫头，卯眼与榫头的关系称为凿枘。跖趾关节凹陷如枘，趾骨如凿，穴在形如凿枘于枘之处也。

高式国云：门内，曰庭。主屋正室，亦曰庭。本穴之下为"厉兑"。"兑"于《易·说卦》为口，为门。本穴犹在门庭之内也。

又其所治症，多不在穴位近处。而在头脑腹心者居多，是其功用有关于内也。于体则庭，于用则内，故名"内庭"。

45. 厉兑

【特异性】

足阳明胃经之井穴。

【定位】

在足趾，第 2 趾末节外侧，趾甲根角侧后方 0.1 寸。

【释义】

周楣声云：厉，疾速状；古称衣带之下垂者亦名厉；又风名；又为安息之意。兑，即孔穴。指穴当奔走跳跃不可缺少之处，且与衣带垂着处相当，有治风及安神之功。

厉为踊起与疾飞之意。《汉书·息夫躬传》："鹰隼横厉。"颜注："厉，疾飞也。"《荀子·论礼》："步骤驰骋，厉骛不外。"兑，穴也。《老子》："塞其兑，闭其门；开其兑，济其事。"足部如果缺少次趾，则疾走驰骋均将有碍矣。厉为衣带垂着之处。《广雅·释器》："厉，带也。"《方言·四》："厉谓之带。"注："带之垂者为厉。"《小尔雅》："带之垂者为厉。"《左传·桓公二年》："鞶厉游缨。"注："厉，大带之垂者。"古之衣带垂及足尖，穴当其处，故亦可作为一解。

厉，风名。《吕览·有始》："西北曰厉风。"又大风曰厉。《庄子·齐物论》："厉风济，则万窍为虚。"《释名·释天》："厉，厉也。疾气中人，如磨厉伤物也。"《千金要方》诸风门，有"厉风伤痛""厉风所伤""厉风伤心""厉风入肺"诸说。

厉，又疠也。疠同癞。《说文解字》："疠，恶疾也。"此与常见之厉风当有分别。厉为神志安宁之意。《淮南子·人间》认《易·乾》爻辞"君子终日乾乾，夕惕若厉"为"终日乾乾，以阳动也；夕惕若厉，以阴息也。因日以动，因夜以息。"这是以"厉"作为安息的解释。厉兑为安神治魔之名穴，亦能治中恶尸厥，于义亦通。

高式国云：《说文解字》谓"蹏上曰厉"。《前汉书·王褒传》："驾啮蹏"。注："良马低头口至蹏，故曰啮蹏"。按蹏，蹄上前凸屈伸处，以马蹄喻人足指甲也。本穴在足次指爪甲角外侧，犹马蹄上凸之处，正其蹏上也。故名之以"厉"而曰"厉兑"。《易》"兑为口"。以口加蹏，正合啮蹏之意，故名之为"厉兑"。且示意本经之气，由头面行抵足指之端也。《易》"兑为门"。"厉兑"者，即巨门也。大门以内，即是"内庭"。古人于此穴名，颇具深意。又阳明属金。金，于《易》为兑。"兑"为泽，为少女。"泽"与少女，俱属阴象。又厉字之义。危也，虐也，病也，又涉水没带曰厉。《论语》："深则厉。"犯上为恶曰厉。均属极阴之象。阳明为阳之盛，故其末穴，象阴之极。阳明根于"厉兑"，即阴阳互根也。窃考足三阳之气，俱发于头面，下达于足。以传于足之三阴。其阳经末端之穴，均以阴象命名，示意阳接于阴也。如足太阳经，终于"至阴"；足少阳经，终于"窍阴"；足阳明经，终于"厉兑"。三穴意同。其他各经之结合，各有其安排用意，个中微妙，自有高深意旨，须加深玩索，或有深得。愿与同道共同推敲，庶针道无隐乎尔。

第 4 章　足太阴脾脉

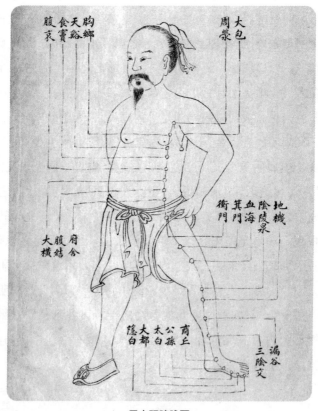

足太阴脾脉图

脾足太阴之脉，起于大指之端，循指内侧白肉际，过核骨后，上内踝前廉，上腨内，循胫骨后，交出厥阴之前，上膝股内前廉，入腹，属脾，络胃，上膈，夹咽，连舌本，散舌下。

其支者，复从胃，别上膈，注心中。

脾之大络，名曰大包，出渊腋下三寸，布胸胁。

脾

脾，从月（肉），从卑。从脾字的金文来看，右边的"卑"字上半部分是一种酒器，而下方是"手"字的象形。象征着执酒器为尊者倒酒的人，为他人倒酒，正如脾的生理功能"散精"，脾气将水谷精微散布周身滋养其他脏器。

牛德禄：卑，与高相反，低下也，如谦称"卑人""卑职""位卑则足羞，官盛则近谀（《师说》）"。脾居心之右下，位置较低，故曰"脾"。又以"卑"作声符的字往往含有补助、补益之义。如"婢"，女佣人；"裨"，补助。《释名》："脾，裨也，在胃下，裨助胃气主化谷也。"这说明脾具有裨益胃共同完成运化水谷之功能。

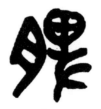

"脾"字金文

1. 隐白

【特异性】

足太阴脾经之井穴。

【别名】

鬼垒，鬼眼，阴白。

【定位】

在足趾，大趾末节内侧，趾甲根角侧后方 0.1 寸。

【释义】

白，为五行中金对应的颜色。脾经属土，土生金，金隐于土中，故名"隐白"。

高式国云：本经承"厉兑"之金，由足阳明之阳，传交足太阴之阴。金，色白，坚刚，为阳。本穴居阴经之下，在足大指之端。犹潜龙之隐，故名"隐白"。太阴根于"隐白"。喻金气之藏也。

2. 大都

【特异性】

足太阴脾经之荥穴。

【别名】

太都。

【定位】

在足趾，第 1 跖趾关节远端赤白肉际凹陷中。

【释义】

都，气血丰盈汇聚之地。因此穴在足大趾，故曰"大都"。

3. 太白

【特异性】

足太阴脾经之输穴、原穴。

【别名】

大白。

【定位】

在跖区，第 1 跖趾关节近端赤白肉际凹陷中。

【释义】

太白的含义涉及星象、山川。

若从星象释义，太白星，由于它非常明亮，早上出现在东方时又叫启明星，傍晚出现在西方时也叫长庚，即金星。厉兑、隐白这一脉金气的延续至此，盛如亮眼的星辰，故名。

若从山川释义，太白山，是秦岭山脉中的高峰，如穴位所处的跖趾关节的高骨。

高式国云：天象，金星别名太白星。古人观天之象，以太白为兵象，其戡定内乱，匡复正统之意，合之人身，则犹急病之属于五行之金者，如急腹痛疫、便难、滞下、后重等症，宜于武断取治者。凡暴病初起，元气尚足，可以猛治；若久病者，元气已耗，则不宜猛治矣。若治病后之艰于复原者，有如乱后余劫。治取本穴，须加以安抚之穴乃效。凡专用刚暴穴位治疗，犹临之以兵，清除变乱也。此穴以功用得名，故称"太白"。

4. 公孙

【特异性】

足太阴脾经之络穴、八脉交会穴（通冲脉）。

【定位】

在跖区，第 1 跖骨底的前下缘赤白肉际处。

【释义】

公孙，轩辕黄帝的姓氏。黄帝为五帝之一，位居中央，有土德之瑞。本穴别于太阴脾土，络于阳明燥金，土以生金象征母德，故名公孙。

杨上善曰："肝木为公，心火为子，脾土为孙。穴在公孙之脉，因名公孙也。"此穴与肝脉无联系，杨上善之言令人费解。

5. 商丘

【特异性】

足太阴脾经之经穴。

【定位】

在踝区，足内踝前下方，舟骨粗隆与内踝尖连线中点的凹陷中。

【释义】

商，五音之一，属金。丘，土丘也。本穴为脾经经穴。属金，位于内踝前下，喻踝为丘陵，故名"商丘"。

6. 三阴交

【别名】

承命，太阴，下三里。

【定位】

在小腿内侧，内踝尖上 3 寸，胫骨内侧缘后际。

【释义】

三阴经，足太阴经在中，厥阴经在前，少阴经在后，三经交汇之处，名"三阴交"。

7. 漏谷

【别名】

太阴络。

【定位】

在小腿内侧，内踝尖上 6 寸，胫骨内侧缘后际。

【释义】

漏，渗漏也。谷，两块高地中间的低洼处。功能为渗湿利尿，穴性如谷，故名漏谷。

高式国云：本穴在"三阴交"上三寸处，胫腓二骨夹隙中。故喻之为"谷气"，又以胫骨有漏血孔，与本穴遥相关通。《医宗金鉴》谓在夹骨隙中。故名之为"漏谷"。本穴又名"太阴络"。盖以本穴外表部位，与足阳明络穴"丰隆"部位相对。当与足阳明经有所沟通，故别名"太阴络"也。

8. 地机

【特异性】

足太阴脾经之郄穴。

【别名】

脾舍，地箕。

【定位】

在小腿内侧，阴陵泉下 3 寸，胫骨内侧缘后际。

【释义】

地，为土，指脾土。机，重要环节。本穴为足太阴之郄，即气血深聚之要穴，故名地机。另有一说，本穴性善疏泄，有利水活血之功，正如大地应机疏泄雨水，故名。

周楣声先生考证："机，喻疾也。"地机，指腹部与下肢病可以取用此穴。

9. 阴陵泉

【特异性】

足太阴脾经之合穴。

【别名】

阴陵。

【定位】

在小腿内侧，胫骨内侧髁下缘与胫骨内侧缘之间的凹陷中。

【释义】

膝内侧为阴，胫骨内髁高突如陵，髁下凹陷似泉。穴为足太阴之合，属水，故名阴陵泉。

阴陵泉穴的定位存在争议。有一派学者认为其定位与传统的曲泉穴相同。

经多方查证，发现这一说法是源自王雅儒先生口述的古籍《脏腑图点穴法》，根据原书记载："阴陵泉：膝上内侧二寸，主治与或中并用，可使气分疏通，为虚、实诸症治任脉各穴后的必须施治的穴位。"另有备注"阴陵泉的部位，系王文口授《推按精义》中的记载，与《十四经发挥》《针灸大成》的记载不同"。说明在原书出版时，已意识到此"阴陵泉"非通用之阴陵泉穴，故此"阴陵泉"为该书的特定穴，不应与传统的阴陵泉穴混用。

10. 血海

【别名】

百虫窝，血郄。

【定位】

在股前区，髌底内侧端上 2 寸，股内侧肌隆起处。

【释义】

脾统血，此穴为气血归聚之海。穴主妇人漏下、血闭不通等血证，故名血海。

《金针梅花诗抄》血海条"缘何血海动波澜，统摄无权血妄行。"

古书有述本穴可治湿痒疮毒，发病时瘙痒难耐，如百虫咬噬，故名为"百虫窠"。

11. 箕门

【定位】

在股前区，髌底内侧端与冲门的连线上 1/3 与下 2/3 交点，长收肌和缝匠肌交角的动脉搏动处。

【释义】

箕字含义可从两个方面来解释。

其一，喻箕门穴具有风性，能祛湿邪。箕为星宿名，箕星为北方苍龙七宿的第七宿，由四星组成，形如一只簸箕，簸箕动则生风。故箕主风，风能胜湿。已故针灸名家徐笨人认为箕门穴有健脾利湿、宣通水道的功用。箕门穴，以"风胜湿"解，如开门通风除湿之象。

其二，箕指箕坐，是指伸开双脚席地而坐的坐姿，形如簸箕，故名"箕坐"。而古人认为箕坐是不端正的姿态，故有"坐毋箕"的说法。箕坐是取箕门穴的最佳体位，故名"箕门"。

箕门穴的位置与大腿内侧的动脉相近，古时禁针，今人熟知现代解剖知识，故不禁针。

12. 冲门

【别名】

慈宫，上慈宫，冲脉，前章门。

【定位】

在腹股沟区，腹股沟斜纹中，髂外动脉搏动处的外侧。

【释义】

穴在腹股沟外端，按之，动脉搏动冲指。喻足太阴之气，由此而上冲入腹，是谓"冲"。此穴位于腹股沟中，是调节经气升降开阖的要穴是谓"门"。可治病气上冲，又可治病之下陷，故名冲门。

13. 府舍

【定位】

在下腹部，脐中下4.3寸，前正中线旁开4寸。

【释义】

府，聚也。舍，指居处。穴为足太阴经、足厥阴经、阴维脉之会。即为经脉气血聚会之处，故名府舍。

高式国云：本穴在少腹之下，犹内府元气储藏之舍宅也。

故曰"府舍"。与手太阴之"中府",命名义同。两穴取上下相应也。"中府"为胸气之府,"府舍"为腹气之府。在腹部呼吸有"府舍""腹结"之收,而佐以"冲门""气冲"之放。亦即往复升沉之道也。

14. 腹结

【别名】

腹屈,肠结,肠窟,临窟。

【定位】

在下腹部,脐中下 1.3 寸,前正中线旁开 4 寸。

【释义】

此穴用"结"字命名,可从两个角度来理解。

其一,"结,曲也"(《广雅·释结》)。因本穴的解剖位置在结肠上方,"结"以应腹中肠道盘曲的样子。其二,取集结之意。此穴的解剖位置有腹外斜肌、腹内斜肌、腹横肌,是肌肉的聚结。并且此穴前有腹气聚集的府舍穴,故"结"也是腹气的聚结。

腹结穴的主治也多与"结"相关,常用于治疗便秘、绕脐腹痛、腹中寒、咳逆等病症,具有理气止痛、开郁通腑的功效。

15. 大横

【别名】

肾气,人横。

【定位】

在腹部，脐中旁开 4 寸。

【释义】

周楣声云：大，长大，又指人。横，纵横，又指脐。言其横居长大人身之中，脐旁之大横纹中也。《说文解字》："天大地大人亦大焉，象人形。"古文常以此为人字。道经称脐为横津。《黄庭内景经》云："横津三寸灵所居。"注："脐在胞上，故曰横津。"《千金》云："章门在大横纹外，直脐季肋端。"故大横乃长大人身脐旁之大横纹中也。

高式国云：本穴平脐，内应横行结肠，故名"大横"。能治肠腹气分之痛。又养生家谓脐下为横津，横津者，即腹内横通之经络也。按腹内器官横通用事者，肝肾两门脉而外，即膈肌与横结肠也。气功养生者云："脐下有横津"者，即指此横结肠言也。所谓津者，通行之径路也。《论语》云："使子路问津焉。"此曰横津者，即指脐下横通之路也。治腹痛虚寒，及其症之有关横隘者。

16. 腹哀

【别名】

肠哀，肠屈。

【定位】

在上腹部，当脐中上 3 寸，前正中线旁开 4 寸。

【释义】

哀是乞求、哀鸣，意指腹中肠鸣、痛剧之象，恰如腹部的哀鸣，而本穴主治腹痛肠鸣，故名腹哀。

《金针梅花诗抄》腹哀条"腹哀穴在腹无哀"。

17. 食窦

【别名】

命关，食关。

【定位】

在胸部，第 5 肋间隙，前正中线旁开 6 寸。

【释义】

《说文解字·穴部》"窦，空也"，指孔洞窍道。食窦，是食物所化的水谷之气传导的通道。水谷之气化为乳汁，乳汁是喂养婴儿的食物，而食窦有治疗少乳的功效，所以"食窦"之名还可引申，喂养婴儿的食道。

值得注意的是，古人十分重视此穴，《扁鹊心书·扁鹊灸法》记载："此穴属脾，又名食窦穴，能接脾脏真气，治三十六种脾病。凡诸病困重，尚有一毫真气，灸此穴二三百壮，能保固不死。一切大病属脾者并皆治之。盖脾为五脏之母，后天之本，属土，生长万物者也。若脾气在，虽病甚不至死，此法试之极验。"

18. 天溪

【定位】

在胸部，第 4 肋间隙，前正中线旁开 6 寸。

【释义】

天，指人体的上部；溪，指流水沟涧。此穴位于形如沟涧的肋骨间隙，故名"天溪"。临床中治疗乳少，乳汁顺流而下，取"谿"通"溪"之义，故名。

19. 胸乡

【定位】

在胸部，第三肋间隙，前正中线旁开 6 寸。

【释义】

周楣声云：胸，指胸部。乡，指两肋之间或广大的胸廓。以穴居肋间与胸廓而言。两阶之间谓之乡，见《尔雅·释宫》。乡又是指面积广阔的地区。穴居两肋之间，正有两阶之象。亦可泛指广阔的胸廓为胸乡。

20. 周荣

【别名】

周营，周管。

【定位】

在胸部，第 2 肋间隙，前正中线旁开 6 寸。

【释义】

周楣声云：周，周身，周遍。荣，荣茂，荣养。周荣者，言先后天之气可以荣敷周身也。无处不至谓之周，旺盛华茂谓之荣。密雨之云谓之周云。《淮南子·俶真》："譬若周云之茏苁辽巢澎濞而为雨。"水谷之气谓之荣气。《素问·痹论》："荣者水谷之精气也。"经穴属脾，穴下为肺，先后天之气交会于此，自将如密雨之云，荣敷周身，包罗内外矣。可与其上方之云门、下方之大包互观。

高式国云：足太阴之气，在胸部，连及肝、胆、心包各经。又与心胃肺肾各经挨近。援引诸经助脾统血，荣布周身，故名"周荣"。其所治症，为胸胁满、不得俯仰、咳嗽、食不下等症之因于滞郁者。俾使得以舒扩，而行驶周遍。《离骚》："竞周容以为度。"周，合也；容，受也。周容则含有周密包容之意，故下穴继之以"大包"（荣、容俱可）。

21. 大包

【特异性】

脾之大络。

【定位】

在胸外侧区，第 6 肋间隙，在腋中线上。

【释义】

杨上善曰："脾为中土，四脏之主包裹处也，故曰大包也。"意为脾土居四脏之中，如被四脏包裹，故名大包。

高式国云："大包"为脾之大络。其经气行径，由"周荣"斜抵胁肋，交贯肝、胆、心包各经，又与心、肾、肺、胃四经挨近。十二经中独此经与他经挨连广泛。故以脾经为总统十二经络，称其最终斜行一段经线，为脾之大络。而名其大络之末穴为"大包"。寓广大包容，通达周布之意。《针灸大成》谓："总统阴阳诸络，由脾经灌溉五脏。"则其治病之义可知，"大包"命名之义可悟矣。

第5章　手少阴心脉

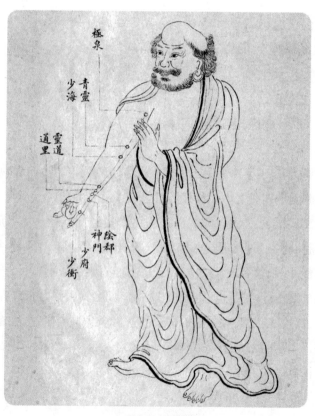

手少阴心脉图

心手少阴之脉，起于心中，出属心系，下膈，络小肠。

其支者，从心系，上夹咽，系目系。

其直者，复从心系，却上肺，下出腋下，下循臑内后廉，行太阴、心主之后，下肘内，循臂内后廉，抵掌后锐骨之端，入掌内后廉，循小指之内，出其端。

心

心，为象形字，字形描绘出了心脏的外形及当中联通的血管。

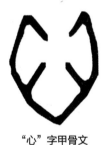

"心"字甲骨文

1. 极泉

【定位】

在腋窝中央，腋动脉搏动处。

【释义】

极，为至高，心在五脏中地位极高，且心经经穴中，本穴位置最高且深。多水之始出曰泉，此穴所在为心经起始之处，经脉之气自此流行，象征心脏如周身血脉的泉眼一般。此穴有强心得作用，故名"极泉"。

2. 青灵

【别名】

青灵泉。

【定位】

在上臂前区，肘横纹上三寸，肱二头肌内侧沟中。

【释义】

周楣声云：青，指神仙，又通清。灵，指神灵，心灵，性灵。青灵者，象心神之清净神妙也。青，神名。《史记·封禅书》："秦宣公作密畤，于渭南祭青帝。"又，青童、青女，俱古神仙名。青，通清。《释名》："清，青也。"《大戴礼·曾子·天元》："阳之精气曰神，阴之精气曰灵。"《黄庭外景经》："恍惚不见过青灵。"注："恍惚中有物，青灵中有形，恍惚象大道有一，莫见其景也"。又"道我玄膺过青灵"，"通我喉咙过青灵"。恍惚，微妙不测之意。《老子》："惟恍惟惚。"心藏神为阳，又主血为阴。青灵者，阳神阴灵清净神妙之气所聚合也。

高式国云：少阴君火之气，出于"极泉"，犹《易》震卦之一阳居下也。震居东方，东为春阳之起，万物借以发生。春色青青，故名"青灵"。《大戴礼·曾子·天元》："阳之精曰神，阴之精曰灵。"别书有谓"神，是无为之表现，灵，是有为之行动"。心为君主之官，通窍而藏灵，是阴之精也。故名之以"灵"。凡阴阳在少壮之际，俱具生发性能。青，犹少也，故名之以"青"。而曰"青灵"，喻犹青春生气之进展也。

3. 少海

【特异性】

手少阴心经之合穴。

【别名】

曲节。

【定位】

屈肘成直角，当肘横纹内侧端与肱骨内上髁连线的中点处。

【释义】

少，指手少阴经，百川之汇曰海。穴为手少阴之合，此穴为手少阴心经的合穴，"合"穴多位于肘膝关节附近，喻作江河水流汇入大海，故名"少海"。

周楣声先生考证《韩子·外储说左》："齐景公游少海。"注："少海，即渤海也"。又《淮南子·墬形》："东方曰少海。"注："少海，泽名。"故认为此手少阴经之合穴，是假借命名。

4. 灵道

【特异性】

手少阴心经之经穴。

【定位】

在前臂前区，腕掌侧远端横纹上 1.5 寸，尺侧腕屈肌腱的桡侧缘。

【释义】

周楣声云：灵，见青灵条。道，见水道条。指手少阴之心灵，乃人身阴阳交会之大道。道为万物之所由，灵为一身之主宰，神灵有道，则形有所禀，气有所归矣。可与青灵互参。

高式国云：道，顺也，远也。万事之通行也。本穴秉少阴之气，由"少海"直道而来，主治心痛、干呕、悲恐、癫狂、肘挛、暴瘖以及诸般郁滞之症。刺之俾使其灵通顺适也。故名"灵道"。

5. 通里

【特异性】

手少阴心经之络穴。

【定位】

在前臂前区，腕掌侧远端横纹上 1 寸，尺侧腕屈肌腱的桡侧缘。

【释义】

周楣声云：穴能通达少阴之里，又与太阳相邻接，而为少阴太阳之络穴，能深入腹里而下达小肠也。

高式国云：本穴为手少阴之络，可由本穴横通手太阳经。其所治为目痛、汗闭、喉痹、心热、悸动、胀满、崩漏等症。凡此诸病，多由涩滞抑郁所生者，本穴统能治之。综而观之，是本穴以通为治也。故名"通里"。即通而理之也。亦即功通于里也。

杨上善曰：里，居处也。此穴乃手少阴脉气别通，为络居处，故曰通里也。

6. 阴郄

【特异性】

手少阴心经之郄穴。

【别名】

手少阴郄，石宫，少阴郄。

【定位】

在前臂前区，腕掌侧远端横纹上0.5寸，尺侧腕屈肌腱的桡侧缘。

【释义】

阴郄，为少阴经郄穴的简称。

7. 神门

【特异性】

手少阴心经之输穴、原穴。

【别名】

兑冲，中都，锐中，兑骨。

【定位】

在腕前区，腕掌侧远端横纹尺侧端，尺侧腕屈肌腱的桡侧缘。

【释义】

《经穴解》有云:"凡穴位之曰门,曰关者,据以其具开阖出纳义也。"经气至此,离腕入掌,神门穴所处的位置如心经出入的门户,心主神明,故名"神门",这是一解。

高式国先生根据其临床经验认为,本穴主治痴呆、健忘、惊恐等神志病,可开心气的郁结,故名"神门"。

历代医家针刺治疗皆以"治神"为要。临床中常用的穴位中,共有9个含"神"字的腧穴,分别是神阙、神道、神庭、神门、神堂、本神、神封、神藏、四神聪。有学者将此9穴分成了3类,分别是心神、元神、脐神。

心神者,有神封、神藏、神门、神堂、神道。胸部正中为心神的疆域,足少阴脉入此地,有穴名神封。神封位于第4肋间,前正中线旁开2寸,恰在膻中之旁。神藏有收藏之义,穴在第2肋间,前正中线旁开2寸,紫宫之旁。神道位于脊之五椎下,下接灵台,旁及心俞、神堂,为心神出入之道。神堂亦位于脊之五椎下,然为后正中线旁开3寸处。门为出入之处,神门为手少阴心经的经气输注之处。

元神者,有神庭、本神、四神聪。脑为元神之府,神庭穴位于前发际正中直上半寸,脑海之前庭,乃元神所居之庭堂,故名神庭。本神位于神庭旁,统治神志诸症,为诸"神"穴之本,故名本神。四神聪位于巅顶百会穴的前、后、左、右四方。

8. 少府

【特异性】

手少阴心经之荥穴。

【别名】

兑骨。

【定位】

在手掌，横平第5掌指关节近端，第4、5掌骨之间。

【释义】

府为聚藏之地，此穴收摄心神、聚藏心气，本穴为少阴之府，故名"少府"。

高式国先生认为，此穴主治手少阴心、足少阴肾之病，"府"为内府，指内通心肾，故名。

9. 少冲

【特异性】

手少阴心经之井穴。

【别名】

经始。

【定位】

在手小指末节桡侧，指甲根角侧上方0.1寸。

【释义】

少，指幼小，少阴之经气初生。冲，有冲灌之意，如水流从"井"中冒出，象征经气初出井穴。"中冲""关冲"，亦同。

第6章　手太阳小肠脉

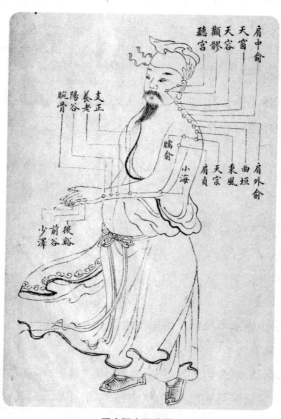

手太阳小肠脉图

小肠手太阳之脉，起于小指之端，循手外侧上腕，出踝中，直上循臂骨下廉，出肘内两骨之间，上循臑外后廉，出肩解，绕肩胛，交肩上，入缺盆，络心，循咽，下膈，抵胃，属小肠。

其支者，从缺盆循颈，上颊，至目锐眦，却入耳中。

其支者，别颊上𬱟，抵鼻，至目内眦，斜络于颧。

小 肠

见"大肠"。

1.少泽

【特异性】

手太阳小肠经之井穴。

【别名】

小吉，少吉。

【定位】

在手小指末节尺侧，指甲根角侧上方0.1寸。

【释义】

周楣声云：少，指小指及幼小。泽，指光泽，滑润。泽门，古代城门名。少泽，为小指末节经气门户之光泽处。广阔低洼有水之处曰泽，凡物之有光润者亦曰泽。甲根多光滑润泽，穴在小指甲角之光泽处也。《左传·襄公十七年》："泽门之晳。"泽门，宋之城门名。故少泽者，亦小指末节经气门户之意也。

高式国云：本经承少阴君火之气。君火具阳刚之性。故少阴末穴，名之以"冲"。迫至本经，则为太阳寒水之气，火从胜己，而化成阴柔之水性，故本经首穴名之以"泽"。此阴阳互济，相辅相成之义也。泽，在卦属兑，兑为少女，女具柔顺之阴象。又兑为口，口外柔而内刚，此为阴阳互济也。人能体"泽"字之义，以调阴阳则和乐而无病。泽而曰少者，承冲气之和也。

2.前谷

【特异性】

手太阳小肠经之荥穴。

【定位】

在手指，第5掌指关节尺侧远端赤白肉际凹陷处。

【释义】

此穴在小指本节前方凹陷，故名"前谷"。

3. 后溪

【特异性】

手太阳小肠经之输穴、八脉交会穴（通督脉）。

【定位】

在手内侧，第5掌指关节尺侧近端赤白肉际凹陷处。

【释义】

此穴在小指本节后方凹陷，承接"少泽"所出之经气，故名"后溪"。

4. 腕骨

【特异性】

手太阳小肠经之原穴。

【定位】

在腕部，第5掌骨底与三角骨之间的赤白肉际凹陷处。

【释义】

此穴在腕骨（豌豆骨）之前，骨穴同名，故名"腕骨"。

5. 阳谷

【特异性】

手太阳小肠经之经穴。

【定位】

在腕后区，尺骨茎突与三角骨之间的凹陷中。

【释义】

位于手外侧豌豆骨与尺骨之间的凹陷中，其处形如山谷，故名阳谷。

6. 养老

【特异性】

手太阳小肠经之郄穴。

【定位】

在前臂后区，腕背横纹上 1 寸，尺骨头桡侧凹陷中。

【释义】

以其治疗诸症均为老年病而得名。

《金针梅花诗抄》养老条："老来两目渐昏花，两臂酸疼又带麻。养老穴真能养老，腕边锐骨缝为家。"

7. 支正

【特异性】

手太阳小肠经之络穴。

【定位】

在前臂后区，腕背侧远端横纹上 5 寸，尺骨尺侧与尺侧腕屈肌之间。

【释义】

手阳明经气由此穴所在之处别支而走入手少阴心经，故名"支正"。

《子午流注说难》："支正乃小肠别络，内注手少阴心，心为五脏六腑之大主，故曰正。支者离也。离小肠经脉而入络于心之正位，故其别络曰支正。"

《金针梅花诗抄》支正条："肘必支持臂正直，去腕五寸支正得。"因取穴时的肢体正直的体位而命名，亦可作为一种解释。

8. 小海

【特异性】

手太阳小肠经之合穴。

【定位】

在肘后区，尺骨鹰嘴与肱骨内上髁之间凹陷中。

【释义】

关于"小"字解释不一，有学者认为指小肠经，有学者认为指此穴通于小指。海，为手太阳经所入为合之海也，与少海可以互参。

9. 肩贞

【定位】

在肩胛区，肩关节后下方，腋后纹头直上1寸。

【释义】

周楣声云：肩，肩部。贞，指正气、精气。穴为肩部正气所居之处，不容外邪干犯也。贞，正也。《书·太甲》："万邦以贞。"《释名·释言语》："贞，定也，精气不动惑也。正者不正，邪所干也；不定者定，精气复也。"肩贞之名具有双重含义。

高式国云：《易·乾》："贞者，事之干也。"穴在臂后根处。为操作努力之本。其所治症，为寒热风痹、肩中热痛、手足麻木、筋挛、肩痹不举、伤寒、颔肿。凡不利于操作者，取此穴俾复其干事之能也。穴在臂肩夹缝中。故名之以"肩"，而曰"肩贞"。

10. 臑俞

【定位】

在肩胛区，当腋后纹头直上，肩胛冈下缘凹陷中。

【释义】

臑，指肱骨上端。俞，指穴位。穴在肱骨上端后上方，故而得名。

11. 天宗

【定位】

在肩胛区，肩胛冈中点与肩胛骨下角连线上 1/3 与下 2/3 交点凹陷中。

【释义】

周楣声云：天，天空，此指人身之上部。宗，宗仰之意。天宗，星名；又统指天象、天神，或如帝王之宗室，乃众所瞻仰之处也。

天宗为天上之星辰。《礼记·月令》："天子乃祈来年于天宗。"注："天宗，谓日月星辰也。"《书·尧典》："禋于六宗。"疏："六宗者，天宗三，日月星也；地宗三，江河岱也。"《汉书·天文志》："太岁在子曰困敦，十一月出。石氏曰：名天宗。"又《淮南子·时则》天宗注："凡属天上神，日月星辰，皆为天宗。"《晋书·天文志》谓宗星是象征帝王宗室之星。穴当肩胛骨中部，与曲垣、秉风诸穴彼此相望，有天宗之象焉。

高式国云：贾逵曰："天宗三，日月星。地宗三，河海岱。"《礼记·月令》："孟冬之月，天子乃祈来年于天宗。"注："天宗，乃日月星辰也。"即祈日月星辰示象，而测察其明晦色位，以征来年之丰歉耳。若谓祈祷三光赐福，则惑也。按《天文大象赋·注》"宗星、宗正、宗人，三星名。"虽不云示兆丰歉，但其近旁有斗、斛、帛、度诸星，均与农桑有关。其为祷祝云者，或即观察星象。执事者诡称曰祷，俾使暴君行仁政，而抑其侈心也。本穴与曲垣、秉风等穴，列如星象，故皆仿取星象之意立名。本穴治症与曲垣、秉风略同，又以本穴在肩胛冈下，受曲垣、秉风外绕，居中如枢，故称"天宗"。

12. 秉风

【定位】

在肩胛区，肩胛冈中点上方冈上窝中。

【释义】

秉，有执掌之意。风，指风邪。此穴功在散风，主治风邪侵犯之症，故名秉风。

13. 曲垣

【定位】

在肩胛区，肩胛冈内侧端上缘凹陷中。

【释义】

曲，弯曲也。垣，垣墙也。穴在肩胛冈上窝内侧端，所在之处骨骼弯曲盘桓，故名"曲垣"。

高式国云：本穴在肩胛冈上窝凹陷处。肩背各穴，列如星象，环绕如垣，故名"曲垣"，与"天宗"同一取意。兹以星象言之，"天宗"如天上之宗星、宗正、宗人等星。"曲垣"，喻列星围拱主星之外垣，如紫微垣，有辅、弼绕之；太微垣，有将、相绕之；天市垣，有侯伯、宗人、屠肆、列肆诸星绕之。人之肩背诸穴，罗布如星垣包绕，故取名星座诸意以名之。此古代观点之或然也。

14. 肩外俞

【定位】

在脊柱区，第 1 胸椎棘突下，后正中线旁开 3 寸。

【释义】

本穴在肩外侧，故名"肩外俞"。

15. 肩中俞

【定位】

在脊柱区，第 7 颈椎棘突下，后正中线旁开 2 寸。

【释义】

本穴位置较"肩外俞"靠近脊柱，故名"肩中俞"。

16. 天窗

【别名】

窗笼，窗聋，窗簧，天笼。

【定位】

在颈部，横平喉结，胸锁乳突肌的后缘。

【释义】

周楣声云：天，见天宗条。窗，见膺窗条。指其功能开通头面孔窍诸病，犹如人身上部之窗户也。喉舌为声音之门户，呼吸之孔道。穴当其间，且能治耳目诸病，故名（穴在侧颈部，可以改称颈窗，以免与天牖混淆）。

高式国云：本穴能疗耳聋、音瘖、噤口及人体清窍疾患，有如开窗通气者，故名"天窗"。窗之通，通其清。门、关之通，通其浊。

17. 天容

【定位】

在颈部，下颌角后方，胸锁乳突肌的前缘凹陷中。

【释义】

周楣声云：天，见天宗条。容，容貌，容体，防身之具亦名容。穴当扶持头容正直与防护头颈之处也，为头容正直之象。《礼记·玉藻》："头容直。"又曰："头颈必中。"《礼记·冠义》："礼义之始，在于正容体。"穴当侧颈，正为头容之扶持，与扶突可以互观。为防护头颈之处。容为防矢之器。《尔雅·释宫》："容谓之防。"《仪礼·乡射礼》注：谓容以革为之，形如小曲屏风，故谓之容。古之头盔与风帽，弯曲下垂，为头颈之防护。头以象天，穴当其下也。

高式国云：容，受盛也，又容貌也。本穴在耳下颊后，居全身之上部。故名以"天"。

18. 颧髎

【别名】

兑骨，兑端，椎髎，权髎。

【定位】

在面部，颧骨下缘，目外眦直下凹陷中。

【释义】

本穴在颧骨之下的空隙中，故名"颧髎"。

19. 听宫

【别名】

多所闻，多闻。

【定位】

在面部，耳屏前，下颌骨髁状突的后方，张口时呈凹陷处。

【释义】

本穴在耳门上方，手、足少阳均由此处出耳入耳，地位高贵，故名"听宫"。

第7章　足太阳膀胱脉

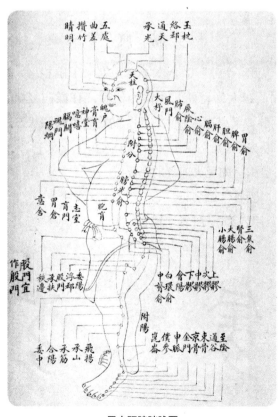

足太阳膀胱脉图

膀胱足太阳之脉，起于目内眦，上额，交巅。

其支者，从巅至耳上角。

其直者，从巅入络脑，还出别下项，循肩髆内，夹脊抵腰中，入循膂，络肾，属膀胱。

其支者，从腰中，下夹脊，贯臀，入腘中。

其支者，从髆内左右别下贯胛，夹脊内，过髀枢，循髀外后廉下合腘中，以下贯腨内，出外踝后，循京骨至小趾外侧。

膀　胱

膀，从旁。"旁"字金文本义为人立于围栏旁，后引申为左右两侧，在人为臂膀，在禽为翅膀。有横向之义。其音为páng，同胖，又引申为肿大，正如膀胱充盈时的状态。

胱，从光。"光"字金文，为一人头上有火把。人排尿时，尿液热气蒸腾，如受火煎煮的热汤。

故以"膀胱"命名。

《针灸甲乙经》：膀者，横也。胱者，广也。言其体横广而短也。

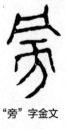

"旁"字金文

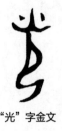

"光"字金文

1. 睛明

【别名】

目内眦，泪孔，泪空，泪腔，目眦外。

【定位】

在面部，目内眦内上方框内侧壁凹陷中。

【释义】

此穴功能明目，治疗目疾，故称"睛明"。

2. 攒竹

【别名】

眉本，眉头，员在，始光，夜光，明光，光明，员柱，矢光，眉柱，始元，小竹，眉中。

【定位】

在面部，眉头凹陷中，额切迹处。

【释义】

眉形如竹叶，蹙眉时形似攒竹，此穴在眉头，故名"攒竹"。

3. 眉冲

【别名】

小竹，星穴。

【定位】

在头部，额切迹（眉头）直上入发迹 0.5 寸。

【释义】

本穴在眉头直上，是本经上冲至额头之处，故名"眉冲"。

4. 曲差

【别名】

鼻冲。

【定位】

在头部，前发际正中直上 0.5 寸，旁开 1.5 寸，即神庭与头维连线的内 1/3 和中 1/3 交点上。

【释义】

经脉从眉冲上行，本穴与神庭平行，距正中线 1.5 寸处，循行路线曲折，故名"曲"。差，取参差不齐之意，睛明、攒竹、眉冲 3 穴如在一条垂直线上，而此穴旁开，与 3 穴不齐。故名"曲差"。

5. 五处

【别名】

巨处。

【定位】

在头部，前发际正中直上 1 寸，旁开 1.5 寸。

【释义】

周楣声云：五，数名，意为第五；五星。处，居处，所在。穴居前额，犹如诸星所居之处也。前头部在道经中称为天庭（两眉之间也称天庭），穴居其间，正有天上诸星（五星）罗列之象，且在本经序次亦为第五，或系因此而得名。

高式国云：本穴前为"曲差"，后为"承光"，两旁为"上星"及"目窗"。加以本穴在其正中，恰为五个穴位。其所治症，均以目病为主。其通孔窍，解郁热，则小异而大同，似有五处同功之意，而本穴居四者之中。故名为"五处"。"五"者数之中，"处"，居也，止也。本穴居中，功兼其四。

6. 承光

【定位】

在头部，前发际正中直上2.5寸，旁开1.5寸。

【释义】

承，承受，以下承上；光，指光明。此穴位于头部，主治目疾，古人谓此穴似通天之牖，有承天光之功，故名"承光"。

高式国云：诸阳之精，汇集于目，而目乃有光明。目之神，内合于脑。《道藏》："脑得目之阳神而能思。"故人在思考时，多闭目内视，凝神注脑，俾得目神之汇聚，故本穴名为"承光"。又以其能通窍安神，可治青盲、目翳，在功效上亦有"承光"之意也。

7. 通天

【别名】

天臼，天伯，天目，天白，天日，天归，天旧。

【定位】

在头部，前发际正中直上4寸，旁开1.5寸。

【释义】

通，指通达。天，指高出位。此穴有通鼻窍之功，可吸天之清气，故名"通天"。另，此穴主治上窍不灵之症（头痛、耳鸣、青光眼等），气之通于巅也，故名通天。

周楣声云：穴当古代戴冠之处。通天，汉代冠名，高九寸，正竖，顶少斜却,见《后汉书·志·舆服》。穴约当冠所系戴处,可与下条络却互观。与脑神之所在有关。《黄庭中景经》注:"顶上中央名通天。"又曰:"入发际一寸名通天,栖神之宅也。"通天之名,也可能由道家思想体系而来。功能开通肺窍,通乎天气。《素问·生气通天论》:"五脏九窍十二节皆通乎天气。"《病能论》:"上经言,气之通天也……"天气通于肺,鼻为肺窍,用治鼻病有效。

8. 络却

【别名】

强阳,脑盖,及行。

【定位】

在头部,前发际正中直上 5.5 寸,旁开 1.5 寸。

【释义】

络,指联络。却,指还却,还出。此穴当足太阳经脉"从巅入络脑,还出"之处,故名络却。另,此穴可使目中血络退却,得名。

周楣声云:络,联络,缠绕。却,退却,脱落。穴当古人系冠之处,联络缠绕不使所戴之冠退却脱落也。

9. 玉枕

【定位】

在头部,横平枕外隆突上缘,后发际正中旁开 1.3 寸。

【释义】

此穴在枕骨上,枕骨为脑后隆起高骨,人仰卧时着枕之处。玉,为美称。故名"玉枕"。

10. 天柱

【定位】

在颈后区，横平第 2 颈椎棘突上际，斜方肌外缘凹陷中（后发际直上 0.5 寸，旁开 1.3 寸）。

【释义】

天，指头部。此穴在两根大筋旁边，形似支柱，故名"天柱"。

《金针梅花诗抄》天柱条"天柱将颓眩晕生。头疼项强脊难伸。"

11. 大杼

【特异性】

骨会。

【别名】

背俞，本神，百旁，百劳。

【定位】

在脊柱区，第 1 胸椎棘突下，后正中线旁开 1.5 寸。

【释义】

《难经》曰：骨会大杼。疏云：骨病治此。袁氏曰：肩能负重，以骨会大杼也。东垣曰：五脏气乱在于头，取之天柱、大杼，不补不泄，以导气而已。

周楣声云：大，长大。杼，织布之机杼，又水槽亦名杼。以穴在杼形肌肉之起端而言。织布之持纬者曰杼，见《说文解字》。泄水之槽亦名杼，见《集韵》。脊旁肌肉长大，经气自此下行，具有机杼与水槽之状，故名。

高式国云：椎骨横突，形秩整齐，有如织机之杼篦。古称椎骨为杼骨，上椎尤大，本穴在其旁，故名"大杼"。即岐伯所谓"背中大腧，在杼骨之端"也。马元台谓："大腧、大杼穴也"。古圣谓为穴在杼骨之端，为手足太阳及督脉三经之会。故先哲遵之称为"大杼"。又以"风府"傍近诸穴，其治多关于风。

12. 风门

【别名】

热府，背俞，热府俞。

【定位】

在脊柱区，第 2 胸椎棘突下，后正中线旁开 1.5 寸。

【释义】

此穴所在之处最易入风，犹如风邪侵入之门户，故名"风门"。主治风邪外感、上气咳逆诸疾。

而高式国先生认为，风门为生风之所，使体内大气清凉，正合本穴治热证之功。

13. 肺俞

【特异性】

肺之背俞穴。

【定位】

在脊柱区，第 3 胸椎棘突下，后正中线旁开 1.5 寸。

【释义】

此穴为肺脏之气转输、输注之处，是治肺疾之重要腧穴，故名肺俞。

据中日友好医院胥荣东主任医师考证,《灵枢·背腧》有"肺腧在三焦(椎)之间",古以大椎(今第七颈椎)为首,三椎当为第二胸椎下,如今的腧穴定位标准,膀胱脉背部腧穴定位由此而错。

周楣声云:肺,指肺本脏,又为火气勃郁之意。俞,见膈俞条。内通肺脏,可治病火病气诸病。《释名·释形体》:"肺,勃也,言其气勃郁也。"《淮南子·精神》:"肺为气。"注:"肺火也,故为气。"凡肺气勃郁、火气太过、咳喘、骨蒸诸病,自可取用。

14. 厥阴俞

【特异性】

心包之背俞穴。

【别名】

厥俞,厥俞,心包俞,关俞。

【定位】

在脊柱区,第 4 胸椎棘突下,后正中线旁开 1.5 寸。

【释义】

《释名·释疾病》:"逆气从下厥起,上行入心腹也。"厥,为逆气而上,有至极则返的含义。厥阴,阴气至极,亦指手厥阴心包络,此穴内应心包络,主治心阳不振、逆气上冲之症,故名"厥阴俞"。

15. 心俞

【特异性】

心之背俞穴。

【别名】

背俞。

【定位】

在脊柱区，第 5 胸椎棘突下，后正中线旁开 1.5 寸。

【释义】

心，指心脏，此穴内应心脏，可安神定惊，故名"心俞"。

16. 督俞

【别名】

高盖，商盖，高益。

【定位】

在脊柱区，第 6 胸椎棘突下，后正中线旁开 1.5 寸。

【释义】

督，指督脉及脊柱。居背部正中，总督诸阳，似诸俞之统帅。此穴主治气逆所致的心痛、腹痛、呃逆等症，督胸腹之气更合临床实际。

17. 膈俞

【特异性】

血会。

【定位】

在脊柱区，第 7 胸椎棘突下，后正中线旁开 1.5 寸。

【释义】

膈，指胸膈，此穴内应胸膈，主治相关疾病，如膈肌痉挛所致的呃逆、气逆于膈所致的呕吐等，故名"膈俞"。胸膈，上承心肺，下遮肝脾；膈俞上有心俞、下有肝俞。心生血、肝藏血，故膈俞又为"血会"。

18. 肝俞

【特异性】

肝之背俞穴。

【定位】

在脊柱区，第 9 胸椎棘突下，后正中线旁开 1.5 寸。

【释义】

此穴内应肝脏。肝气上冲所致的晕眩、眼球翻转露白等症，可取此穴泄肝气；肝风内容所致的惊厥、转筋，取此穴可祛肝风；肝气郁滞所致的胁肋疼痛，取此穴可疏肝气。肝俞善治肝脏相关的内科疾病，故名"肝俞"。

19. 胆俞

【特异性】

胆之背俞穴。

【定位】

在脊柱区，第 10 胸椎棘突下，后正中线旁开 1.5 寸。

【释义】

此穴善治少阳胆经所过部位的病症，如目黄、偏头痛、腋下肿胀、腰腿痛等；此穴内应胆腑，取之可泄少阳之火，如胆囊炎、骨蒸潮热、口苦、咽痛等。故名"胆俞"。

破解针灸的文字密码

20. 脾俞

【特异性】

脾之背俞穴。

【定位】

在脊柱区，第 11 胸椎棘突下，后正中线旁开 1.5 寸。

【释义】

此穴内应脾脏，临床中常取此穴治疗脾弱不能运化的水肿、饮食不化、积痰、泄泻、中焦火盛等症，亦常取此穴治疗肝系疾病，以防肝木克伤脾土。故名"脾俞"。

21. 胃俞

【特异性】

胃之背俞穴。

【定位】

在脊柱区，第 12 胸椎棘突下，后正中线旁开 1.5 寸。

【释义】

此穴内应胃腑，可调治胃中乱象。胃寒所致的胃痛、腹胀，取之可祛寒生胃火；胃气上逆所致的呕吐，取之可降逆和中；胃中有热的多食赢瘦，取之可泄胃火。故名"胃俞"。

22. 三焦俞

【特异性】

三焦之背俞穴。

【定位】

在脊柱区，第 1 腰椎棘突下，后正中线旁开 1.5 寸。

【释义】

周楣声云：三焦，指胸腹腔上中下三停之空松处。俞，见臑俞条。内应全身，升阳决渎。三焦，古作三膲。《集韵》："三膲，无形之府，通作焦。"又肉之空松处为膲。《淮南子·天文》："是以月虚而鱼脑减，月死而蠃蛖膲。"故三焦有无形之说。《难经·第三十七难》谓三焦为元气之别使，十二经之根本，生命之原。《素问·灵兰秘典论》以三焦为通调水道的决渎之官。故三焦俞乃升阳益气、决渎行水、内应全身之俞也。

高式国云：本穴与人体上中下各部脂膜相应，而为之俞。故名"三焦俞"。

唐容川认为"三焦之根出于肾中，两肾之间有油膜一条，贯与脊骨，名曰命门，是为焦原"。三焦出于命门，故三焦之气所注的三焦俞与肾俞相邻。

23. 肾俞

【特异性】

肾之背俞穴。

【别名】

高盖。

【定位】

在脊柱区，第 2 腰椎棘突下，后正中线旁开 1.5 寸。

【释义】

此穴内应肾脏，肾相关的五官科疾病（如耳鸣）、男女科疾病（如早泄、痛经）、泌尿科疾病（如淋证）等疾病都可以取此治疗，故名"肾俞"。

24. 气海俞

【定位】

在脊柱区，第3腰椎棘突下，后正中线旁开1.5寸。

【释义】

周楣声云：气，指下焦之元气。海，是富饶藏聚之意。俞，见膈俞条。内应脐下之肓原，吞吐下焦之元气。《灵枢·营卫生会》："卫出于下焦。"因上焦主吞，下焦主吐，故脐下肓原（参肓俞条）之脖胦，为人身生气之海。气海俞，即脐下肓原之俞也。

高式国云：气海，在脐下纳气之处，上合于肺，与后天呼吸之气，息息相关。本穴与气海相应，而为之俞，故名"气海俞"。

25. 大肠俞

【特异性】

大肠之背俞穴。

【定位】

在脊柱区，第4腰椎棘突下，后正中线旁开1.5寸。

【释义】

此穴内应大肠腑，大肠是传导之官，最重畅通，大肠气滞，可取此穴疏泄。大肠相关的肠鸣、泄泻、绕脐切痛、腹胀、便秘等症都可取此穴治疗，故名"大肠俞"。

背俞穴的排列顺序，基本以脏腑高下而定，然而小肠位于大肠之上，小肠俞却位于大肠俞之下，这一反常现象还体现在下合穴，大肠经下合穴为上巨虚穴亦高于小肠经下合穴下巨虚穴。古代医家对此自有一番解释，认为大、小肠的位置高下当以二者相表里的内脏为标准。大肠与肺相表里，小肠与心相表里，肺高于心，故大肠俞高于小肠俞。这种解释十分牵强，其他腑俞穴并不符合这一规律。

笔者认为，出现这种现象的原因在于古人对"心移热于小肠"的认识，除小肠外的其余五腑有热都属于病态，而小肠是唯一可以"热"的腑。受到道家的影响，在人的腹部中，常"热"的部位是下丹田，即关元穴。虽然不曾明说，但关元之热与小肠之热关系密切，关元穴也作为小肠的募穴。在中医构想的脏腑图中，小肠的位置总是与下腹部联系得更紧密，故而小肠俞位于大肠俞之下，关元穴（小肠募穴）位于天枢穴（大肠募穴）之下，下巨虚穴（小肠下合穴）位于上巨虚穴（大肠下合穴）之下。

26. 关元俞

【定位】

在脊柱区，第5腰椎棘突下，后正中线旁开1.5寸。

【释义】

高式国云：本穴与任脉"关元"相应，而为之俞，故名"关元俞"。

27. 小肠俞

【特异性】

小肠之背俞穴。

【定位】

在骶部，横平第 1 骶后孔，骶正中嵴旁开 1.5 寸。

【释义】

此穴内应小肠腑，小肠受盛化物，常有寒热之症。小肠热易移于膀胱、大肠、妇人女子胞，而出现尿赤不利、泄痢脓血、痔疮、带下等症；小肠寒则遗溺、淋沥。上述症状都可取小肠俞治疗，故名"小肠俞"。

28. 膀胱俞

【特异性】

膀胱之背俞穴。

【定位】

在骶部，横平第 2 骶后孔，骶正中嵴旁开 1.5 寸。

【释义】

此穴内应膀胱腑，膀胱与肾一同调节人体的水液代谢，膀胱主司外排尿液。膀胱泌尿类疾病都可取此治疗,故名"膀胱俞"。

29. 中膂俞

【别名】

中膂，中膂内俞，脊内俞。

【定位】

在骶部，横平第 3 骶后孔，骶正中嵴旁开 1.5 寸。

【释义】

此穴位于腰膂部，即人身长的中段，故名"中膂俞"。

张介宾曰："膂，吕同，脊骨曰吕，象形也。又曰夹脊两旁肉也。"

30. 白环俞

【别名】

腰俞。

【定位】

在骶部，横平第 4 骶后孔，骶正中嵴旁开 1.5 寸。

【释义】

周楣声云：白，白色，金气。环，圆环。俞，见臑俞条。白环，可能是指肛门或臀部。故白环俞者可以意为肛门或臀部之俞也。

高式国云：白者，洁也。环者，旋也。凡此等穴位，均出于养生静坐，有得于心，而乃名之也。古人张紫阳谓："心下，肾上，脾左，肝右，生门在前，密户在后，其连如环，其白如棉，方圆径寸，包裹周身之精粹，此即玉环也。"其处与脐相应。为人命脉之根蒂。本穴虽与白环不正对，而气机相通，正应其处。因名为"白环俞"。又名"玉房俞"。揣"房"字之义，当为男子之精室，女子之胞宫也。

31. 上髎

【定位】

在骶部，正对第 1 骶后孔中。

【释义】

髎，为骨节空隙处。多用于命名骨骼孔隙上的穴位。骶骨多孔，别称髎骨，也叫"八髎"。排序有上、次、中、下。本穴居上，故名"上髎"。

32. 次髎

【定位】

在骶部，正对第 2 骶后孔中。

【释义】

见上髎。

33. 中髎

【定位】

在骶部，正对第 3 骶后孔中。

【释义】

见上髎。

34. 下髎

【定位】

在骶部，正对第 4 骶后孔中。

【释义】

见上髎。

35. 会阳

【别名】

利机。

【定位】

在骶部，尾骨端旁开 0.5 寸。

【释义】

会，指会合、交会。此穴为足太阳膀胱脉与督脉交会之处，并与会阴穴相对应，故名"会阳"。

36. 承扶

【别名】

肉郄，阴关，皮部。

【定位】

在股后区，臀沟中点。

【释义】

周楣声云：承，见承光条。扶，扶持，扶助，又风名。谓其对扶持人体与治疗下肢风病，俱可承担也。对人身坐立具有扶持之功。承，佐助担当也。扶，木名。扶木，扶桑也。《诗经·郑风·山有扶苏》注："扶苏、扶胥，皆小木也。"人身坐立有木之象，穴在身躯之下方，正为人体之扶持。对肢体风病具有拦截之效。扶，风名。《淮南子·览冥》："降扶风。"注："扶风，疾风也。"又《时则》："降扶风，杂冻雨。"注："扶风，疾风也。冻雨，暴雨也。"《庄子·逍遥游》："抟扶摇羊角而上者九万里。"注："扶摇，风名也。"又，上行风谓之扶摇。《尔雅·释天》："扶摇谓之猋。"注："暴风从下上。"在下肢风病及风病之自下而上者，皆可取之。

高式国云：本穴在臀横纹正中，提携婴儿，抱之负之，均以单手或双手承其臀部，即承受扶持之意也。本穴适当承受扶持着手之处。故名"承扶"。

37. 殷门

【定位】

在股后区，臀沟下 6 寸，股二头肌与半腱肌之间。

【释义】

高式国云：殷，中也，厚也。《书·禹贡》"九江孔殷"言得地势之中且厚也。本穴在"承扶"之下，"委中"之上，两穴相距折中之处。其处肌肉丰盈，故名之以"殷"。其治为腰痛不可俯仰，且难伸举，因恶血汇注于股肿等症。其功用在于通泻，故名之以"门"。其体则"殷"，其用则犹"门"也，故名"殷门"，即于丰盈之处宣其瘀滞之气也。湿痹之症，多生于肌肉丰盈之处，本穴与焉。

38. 浮郄

【定位】

在膝后区，腘横纹上 1 寸，股二头肌腱的内侧缘。

【释义】

郄，同隙，裂缝之意。腘弯处称郄，浮指在其上方，故名"浮郄"。

周楣声云：浮，指浮竹。郄，孔隙。谓穴位所在有浮竹之象。浮，竹名。《山海经·中山经》："多浮竹。"郭璞注："邛，竹也。高节实中，名之扶老竹。"《竹谱》："浮竹长者六十尺，肉厚而虚软，节阔而亚（亚是桠的意思。物之多歧者为亚，即在阔节处常分出亚枝）。"穴在膝关节内方外侧，下肢骨自膝关节又生一辅助骨曰腓，故取浮竹之象比譬之，穴即以浮名。

高式国云：浮，溢也，又漂游于水上曰浮，即轻而浮浅之意，《诗经》云："雨雪浮浮。"谓飘摇浮荡也。又顺流曰浮。《论语》"秉桴浮于海"。皆谓漂浮浅漫之意。郄，大隙也。本穴穴位扩大，而功用浮泛，故名"浮郄"。

39. 委阳

【特异性】

三焦之下合穴。

【定位】

在膝部，腘横纹上，股二头肌腱的内侧缘。

【释义】

委，为委屈，穴在腘窝横纹上，委屈而取之。阳，为外侧。故名"委阳"。

40. 委中

【特异性】

足太阳膀胱经之合穴、膀胱之下合穴。

【别名】

腘中，郄中，血郄。

【定位】

在膝后部，腘横纹中点。

【释义】

周楣声云：委，委曲顺从貌，亦卧倒之意。中，指中间。即俯身卧倒屈曲膝关节而在腘窝之正中取之。委，委蛇（wēi yí）也，为委曲顺从之貌，见《左传·襄公十七年》"委蛇"注及《庄子·应帝王》"尝与之虚而委蛇"注。又为委曲自得之貌，见《诗经·召南·羔羊》笺，以身伏地亦曰委蛇。《史记·苏秦传》："嫂委蛇蒲服以面掩地而谢曰：见季子位高多金也。"此穴必须俯伏舒身放松肢节，方可在委曲膝关节之腘窝正中取之，故曰委中。

高式国云：委，委顿也，又委屈也。猝触此穴，令人下肢委顿，立即跪倒。《灵枢》："委而取之。"更以本穴在膝腘窝正中，委曲之处，故名"委中"。

41. 附分

【定位】

在脊柱区，第 2 胸椎棘突下，后正中线旁开 3 寸。

【释义】

附，相对于正而言；分，歧也。从本穴开始，太阳经分为两条侧线，沿背部下行，故名"附分"。

42. 魄户

【别名】

魂户。

【定位】

在脊柱区，第 3 胸椎棘突下，后正中线旁开 3 寸。

【释义】

本穴横平肺俞，肺藏魄，故名"魄户"。

43. 膏肓

【定位】

在脊柱区，第4胸椎棘突下，后正中线旁开3寸。

【释义】

关于膏肓部位历来就有争议，主要有以下3个论点。

其一，脏腑之膏膜。《黄帝内经灵枢集注》："膏肓即脏腑之膜原。""余于内则膏肓丰满。盖膏者，脏腑之膏膜；肓者，肠胃之募原也。"张志聪认为膏肓即脏腑之膜原，其中膏为脏腑之膏膜，肓为肠胃之膜原，膏肓是膜原的一部分，而"募原者，脂膜也"。胸中之膈膜和五脏六腑间脂膜都属于膜原。

其二，胸中。《灵枢识》书中引他人之言，指出膏为膜，肓是膈，居肓之上，膏之下，则说明膏肓为心包外、膈之上胸中空旷之地，此处贮藏胸中大气，若施针会泻胸中大气，且外有胸骨不能用砭石，因而此处便是通常所说的膏肓。

其三，胸膈。葛洪《肘后备急方》："膈中之病，名曰膏肓，汤丸经过。针灸不及，所以作丸含之。令气势得相熏染，有五膈丸方。"膈是人体中重要的器官之一，也曾有人提出"膏"乃"膈"之误，膏肓乃是膈肓。《证类本草》记载："《左传义》云：膏肓者，乃是鬲肓，文误有此名。陶言背膏，同于旧说也。"

此穴无所不主，病入膏肓、邪气深藏之时，可重灸此穴。

44. 神堂

【定位】

在脊柱区，第 5 胸椎棘突下，后正中线旁开 3 寸。

【释义】

本穴与心俞向平，心藏神，故名"神堂"。

45. 譩譆

【别名】

五胠俞。

【定位】

在脊柱区，第 6 胸椎棘突下，后正中线旁开 3 寸。

【释义】

譩譆，为哀痛声。《素问·骨空论》："大风汗出灸'譩譆'。'譩譆'在背下夹脊旁三寸所，压之令病人呼'譩譆'，则譩譆应手。"故名"譩譆"。

46. 膈关

【定位】

在脊柱区，第 7 胸椎棘突下，后正中线旁开 3 寸。

【释义】

本穴与"膈俞"相平，在第七椎之下，为胸腹之关口，故名"膈关"。

47. 魂门

【定位】

在脊柱区，第 9 胸椎棘突下，后正中线旁开 3 寸。

【释义】

本穴与"肝俞"相平。肝藏魂，故名"魂门"。

48. 阳纲

【定位】

在脊柱区，第 10 胸椎棘突下，后正中线旁开 3 寸。

【释义】

此穴平胆俞。阳，为中正之官胆腑的阳刚之性。纲，本义为提网的总绳，指事物的关键，为纲纪。此穴宣通胆气，伸张阳气，故名"阳纲"。

49. 意舍

【定位】

在脊柱区，第 11 胸椎棘突下，后正中线旁开 3 寸。

【释义】

本穴与"脾俞"相平。脾藏意，故名"意舍"。

50. 胃仓

【定位】

在脊柱区，第 12 胸椎棘突下，后正中线旁开 3 寸。

【释义】

此穴与"胃俞"平，胃为仓廪之官，故名"胃仓"。

51. 肓门

【定位】

在腰部，第1腰椎棘突下，后正中线旁开3寸。

【释义】

周楣声云：肓，此处指腹部之肓膜。门，见云门条。指其有如诸肓门户之意。《素问·痹论》："熏于肓膜。"张隐庵曰："络小肠之脂膜谓之肓。"本穴上有膏肓，下有胞肓，前有肓俞，此则为诸肓之门也。

高式国云：本穴平"三焦俞"，连及内府脂膜。又本穴上有"膏肓俞"，下有"胞肓俞"，居二者之间。又本穴由脊背连脐腹，与肾经之"肓俞"相应，犹上下前后诸肓穴之门户，故名"肓门"，意谓本穴连通广泛也。《黄帝内经》："肓之源根于背上，生于肝系。"意本穴内应肓源，犹肓源外达之门也。又以本穴平"三焦俞"，三焦为阳气之父，即全身脂膜之总纲也，故所治症极为广泛，如心下痛、大便坚、妇人乳肿等症，均可取之。

52. 志室

【别名】

精宫。

【定位】

在腰部，第2腰椎棘突下，后正中线旁开3寸。

【释义】

本穴与"肾俞"平行。肾藏志也，故名之为"志室"。

53. 胞肓

【定位】

在骶区，横平第 2 骶后孔，骶正中嵴旁开 3 寸。

【释义】

周楣声云：胞，指胞宫及膀胱。肓，见肓门条。指穴与下腹胞肓之气能互相感通也。胞，同包。《说文解字》："胞，儿生裹也。"段注："胞，谓胞衣。"又膀胱亦谓之胞。《素问·痹论》："胞痹者，少腹膀胱按之内痛。"故"胞"可包括胞衣及膀胱在内而言。肠外脂膜之肓：古人亦称为膜原，《素问·举痛论》："肠胃之间，膜原之下。"故胞肓，亦即胞与胞外之脂膜。又《灵枢·九针十二原》："肓之原出于脖胦。"《素问·腹中论》："肓之原在脐下"。注："即气海穴也"。穴与气海前后相望，同以肓气为原，可与诸肓穴及气海互参。

高式国云：本穴与"膀胱俞"平。"胞"即胞宫。"肓"即脂膜也。胞宫位于小肠、直肠、膀胱，各脏器之间，四周脂膜包绕，故名"胞肓"。

54. 秩边

【定位】

在骶区，横平第 4 骶后孔，骶正中嵴旁开 3 寸。

【释义】

秩，为次序，指足太阳膀胱脉背部诸穴依次排列。边，尽头、旁远之意，指此穴正当背部第二条经线上的最后一穴。故名"秩边"。

周楣声云：秩：秩序，整齐。边，边际，边陲。指其位于背部秩序井然诸穴之边际也。秩，序次也。《书·尧典》："平秩东作。"《书·舜典》："望秩于山川。"边，陲也。《说文解字》："边，行垂崖也。"《尔雅·释诂》："边，垂也。"垂也作陲。《左传·成公十三年》："虔刘我边陲"。足太阳背部诸穴，秩序井然，依次下行，正与《诗经·小雅·宾之初筵》："左右秩秩"之义相符。此当其最下之边际，故名。

高式国云：以上各穴，循脊柱下排，秩序整齐，《诗经·小雅》"左右秩秩"。本经诸穴，形势秩秩，左右同序。本穴当其边际，因名"秩边"。

55. 合阳

【定位】

在小腿后区，腘横纹下 2 寸，腓肠肌内、外侧头之间。

【释义】

膀胱经直行、侧行的分支均在"委中"会合，过膝后直行向下，故名"合阳"。

56. 承筋

【别名】

腨肠，直肠。

【定位】

在小腿后区，腘横纹下 5 寸，腓肠肌两肌腹之间。

【释义】

承，承受，以下承上；筋，经筋，筋肉。膝后两条腓肠肌下行会于小腿中部、此穴承之，故名"承筋"。此穴主治转筋、腰背拘急等经筋病。筋痛牵引胃肠，因致吐泻者，在治疗上，均属"承筋"治疗范畴内，故名"承筋"，以其有关于筋也。

57. 承山

【别名】

鱼腹，肉柱，伤山，鱼肠，肠山，鱼腹山，玉柱，鱼腰。

【定位】

在小腿后区，腓肠肌两肌腹与肌腱交角处，当伸直小腿或足跟上提时，腓肠肌肌腹下出现尖角凹陷处。

【释义】

《金针梅花诗抄》承山条："两腨任重可承山。"与承筋、承扶相似，亦治筋病，如腓肠肌转筋，重按此穴可解。

58. 飞扬

【特异性】

足太阳膀胱经之络穴。

【别名】

厥阳，厥阴，厥扬。

【定位】

在小腿后区，昆仑直下7寸，腓肠肌外下缘与跟腱移行处，当承山下方1寸处。

【释义】

穴为足太阳膀胱脉之络，有飞而走足少阴肾脉之势，且旁出承筋、承山连线，故名"飞扬"。而周楣声先生认为飞扬穴沟通奇经八脉中司人敏捷的跷脉，有祛风、健腰膝的作用，如飞扬之状。高式国先生则认为"飞扬"有多种含义，其一，经气自委阳而下，经委中、合阳、承筋、承山，至此穴有"出潜飞跃"之势；其二，人体下肢蹲踞蓄力时，此穴处的肌肉绷紧隆起，以备跳跃，有飞扬之势；其三，此穴可治疗神不守舍、阳气上越等神气"飞扬"之症。

59. 跗阳

【特异性】

阳跷脉之郄穴。

【别名】

付阳，附阳。

【定位】

在小腿后区，昆仑直上3寸，腓骨与跟腱之间。

【释义】

跗，同附。此穴接近足少阳脉，且阳跷脉沿本穴上行，故名

"跗阳"。

周楣声云：跗，足背。阳，指上方，外方。穴在小腿下端外侧、足背之上方，有如足跗之阳也。

60.昆仑

【特异性】

足太阳膀胱经之经穴。

【别名】

上昆仑。

【定位】

在踝区，外踝尖与跟腱之间的凹陷中。

【释义】

周楣声云：昆仑，指高山或高丘。穴在高大外踝之后方，故名。《释名·释地》："一成曰顿丘，再成曰陶丘，三成曰昆仑。如昆仑之高而积重也。"《尔雅·释丘》："三成为昆仑。"注："成，重也。"即丘有三重，高大之象也，故高山皆可称昆仑。穴在高大外踝之后际也。

高式国云：考足外侧踝突，较其他踝突为高。古人眼界未宽，以昆仑为最高山峰，故取喻本穴为"昆仑"。本穴在外踝后下方，治头痛如破最效，即上病下取之义也。养生家称"百会"为"昆仑"，以其位于最上也。又百会为治头病之总纲，因意"百会"之称"昆仑"，喻山之巅。本穴之称"昆仑"，喻山之麓。更以本穴之气，上贯于巅顶，顺势下行，犹昆仑之披沥百川也。

61. 仆参

【别名】

安邪，安耶，安邦。

【定位】

在跟区，昆仑直下，跟骨外侧，赤白肉际处。

【释义】

仆，指仆从。参，参拜也。仆从下跪参拜时，显露足跟，此穴在足跟外侧像仆从跟在主人后方，故名"仆参"。

高式国先生援引清初名儒史震林《西青笔记》云："足莫捷于名仆。"意指仆从腿脚利索。本穴以治足病为主，故名"仆参"。

62. 申脉

【特异性】

八脉交会穴（通阳跷脉）。

【别名】

鬼路，阳跷。

【定位】

在踝区，外踝尖直下，外踝下缘与跟骨之间凹陷中。

【释义】

申，伸通之意。脉指阳跷脉。此穴通阳跷脉，为阳跷脉之起始。擅长治疗筋脉拘急、屈伸不利等病症，故名"申脉"。

另有学者认为，申是膀胱之时，申脉为膀胱本府之穴。这就属于可以存在的揣测，但无实际意义。

63. 金门

【特异性】

足太阳膀胱经之郄穴。

【别名】

关梁，梁关。

【定位】

在足背，外踝前缘直下，第 5 跖骨粗隆后方，骰骨下缘凹陷中。

【释义】

关于金门穴命名的内涵，学界有诸多论述，陈述于此，供读者参考。

《会元针灸学》："金门者前五分为丘墟，后五分为申脉，上五分有先骨，下之足梁，下五分为仆参，此穴在足方寸之中，会阳维通于阳金阳跷出入之门，故名金门"。

《经穴释义汇解》："穴为足太阳膀胱脉之郄，穴之上一寸是申脉，申支属金，足太阳膀胱脉申时气血注此门户，故名金门"。

《针灸穴名释义》："金，为肺金之气，门，出入通达之处，金门者，意为息风利水之门户也，与金生水有关。肺为水之上源，肺气清肃，膀胱之水气方可通调，金门者，肺金之气下通膀胱之门户，能助膀胱之气化也，对风木病有效，金可克木，所主多筋抽搐风木之病，金门之义亦有可通"。

《针灸穴名解》："金，禁也，又兵象也，本穴在申脉穴前方，足太阳经至此，临于垂末，将与少阴之气交接，犹时届九秋，金风肃起，遏化阳和之气一变而为萧瑟之阴，故曰'金门'"。

64. 京骨

【特异性】

足太阳膀胱经之原穴。

【定位】

在跖区，第 5 跖骨粗隆前下方，赤白肉际处。

【释义】

京，本义为高大的土堆。此穴处于足小趾后方的大骨，故名"京骨"。

65. 束骨

【特异性】

足太阳膀胱经之输穴。

【定位】

在跖区，第 5 跖趾关节的近端，赤白肉际处。

【释义】

对于束骨穴命名的诸多解释中，笔者认为高式国先生所说的与缠足有关，是最贴切的解释，即此穴位于古代妇女缠足着紧处，故将其骨称为束骨，此穴位于束骨之侧，故名。束骨穴始见于《灵枢》，也就是说，西汉之前就有了"束骨"一词，那高先生释义成立的前提，就是妇女缠足的历史要早于西汉。然而对于妇女缠足的起始年代，史学界一直存在争议，有夏禹、商代、春秋战国、隋、五代、宋等多种说法。故此存疑。

《金针梅花诗抄》束骨条："腰髀如折腨如裂，穴名束骨真绝妙。"实际临床中，束骨常用于治疗腰腿疼痛，但痛感是否如

"裂"，束骨穴才有特效，还请各位读者在实践中探究。

66. 足通谷

【特异性】

足太阳膀胱经之荥穴。

【定位】

在跖区，第5跖趾关节的远端，赤白肉际处。

【释义】

周楣声云：通，通畅，疏通。谷与榖通。功能除结积留饮、胸满食不化，为足部通胀消谷之穴，可与腹通谷互参。

高式国云：通，洞达也。谷，阴象也。本穴以下之穴，为"至阴"。张隐庵谓本穴通于足少阴之"然谷"。故名"通谷"。

67. 至阴

【特异性】

足太阳膀胱经之井穴。

【定位】

在足趾，小趾末节外侧，趾甲根角侧后方 0.1 寸。

【释义】

经脉至此已入足少阴之脉，故名"至阴"。

又有阳极反阴，动极生静之意，即《素问·阴阳离合论》所谓"太阳根于至阴"。

第8章 足少阴肾脉

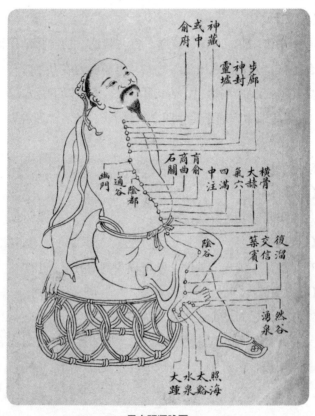

足少阴肾脉图

肾足少阴之脉，起于小指之下，邪走足心，出于然谷之下，循内踝之后，别入跟中，以上腨内，出腘内廉，上股内后廉，贯脊属肾，络膀胱。

其直者，从肾上贯肝、膈，入肺中，循喉咙，挟舌本。

其支者，从肺出，络心，注胸中。

肾

肾，繁体为腎，从臤。臤字左边是一只眼睛，表示臣服，右边是一只手，象征掌控下属，引申为牢牢掌握，又引申为牢固，同"坚"字义。故《尔雅·释亲》曰："肾，坚也。"象征肾的闭藏凝实之性，有学者喻之为生命恒久的基石。

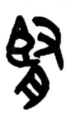

"肾"字金文

1. 涌泉

【特异性】

足少阴肾经之井穴。

【别名】

地冲。

【定位】

在足底，屈足卷趾时足心最凹陷中（约当足底第 2、3 趾蹼缘与足跟连线的前 1/3 与后 2/3 的交点处）。

【释义】

肾经自足下上行，有上涌之意，如泉水喷涌而出，名曰"涌泉"。

《金针梅花诗抄》涌泉条"掘地及泉泉上涌，州都能化汗能通"。

2. 然谷

【特异性】

足少阴肾经之荥穴。

【别名】

龙渊，龙泉。

【定位】

在足内侧，足舟骨粗隆下方，赤白肉际处。

【释义】

周楣声云：然，指然骨。然骨，古代解剖名。谷，见合谷条。穴在然骨下方有如山谷之凹陷处，故名。

高式国云：《灵枢·本输》曰："'然谷'，然骨之下者也。"谷而得然，犹龙雷之火出于渊也。养生家谓水中有真火，科学家谓地心有真热。凡肾火衰微所生种种弱病，刺此穴俾以发动内热也。故名"然谷"。本穴又名"龙渊"。治咳血、唾血、疝气、寒淋、阴痒，白浊，遗精、寒泻、月经不调等症。所谓"龙渊"者，即龙雷之火出于渊也。

3. 太谿

【特异性】

足少阴肾经之输穴、原穴。

【别名】

大谿，吕细。

【定位】

在踝区，内踝尖与跟腱之间的凹陷中。

【释义】

周楣声云：穴在内踝与跟腱间形如谿谷之处，乃人身孔穴中之尊贵者也。肾为十二经生气之原，太谿又为肾之原穴，乃人身元气旺盛与尊贵之处也。《素问·金匮真言论》："肾藏精，病在谿。"病与穴应更见其要，故以此尊称之。

高式国云：古法诊脉，三部九候。本穴为三部九候之一，取本穴以诊少阴疾患。据本经各穴大意，起于"涌泉"之泉，出于"然谷"之谷，本穴则犹溪涧之谿也。且本穴出于内踝之后，凹隙大深之处，故名"太谿"。人身脏器最深潜者，莫过于肾，本穴由阳经传来，由足下通之，亦太谿之意也。

4. 大钟

【特异性】

足少阴肾经之络穴。

【别名】

太钟。

【定位】

在跟区，内踝后下方，跟骨上缘，跟腱附着部前缘凹陷中。

【释义】

钟，古代乐器之一。大钟相对小钟而言，古时君王常以铸大钟来彰显自己的声望、才德。

如《慎子》记载："鲁庄公铸大钟，曹翙入见，曰：今国偏小而钟大，君何不图之？"

据《史记·律书》载："十一月也，律中黄钟。黄钟者，阳气踵黄泉而出也。"古人认为，黄是土色，土地之所以能孕养万物，是因为土中有阳气潜动，而这阳气又萌发于土下的黄泉。

肾经的大钟穴、水泉穴正符合这一意向，是阳气萌发、潜藏之处，故大钟疑为黄钟，水泉疑为黄泉。

钟，通踵，此穴位于足跟部，故大钟既体现了穴位的特性，也隐含了穴位所在的位置。

另，据"醒脑开窍"针法主创之一的武连仲教授的临床经验，提出了大钟穴的新定位，即跟骨上缘及跟腱前缘凹陷中，供诸位读者参考。

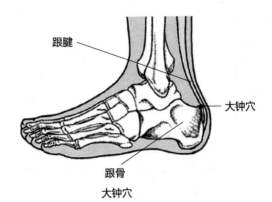

跟腱

大钟穴

跟骨

大钟穴

改编自戴琛，张春红，王杰，等 . 武连仲教授大钟穴新解 [J]. 时珍国医国药，2016，27(8):2004-2005.

5. 水泉

【特异性】

足少阴肾经之郄穴。

【定位】

在跟区，太谿直下 1 寸，跟骨结节内侧凹陷中。

【释义】

见"大钟"。

周楣声与高式国两位先生皆认为"水泉"为地下水，本穴疏通的作用集中于泌尿、妇人月事方面。取其主治功效命名，故称"水泉"。

6. 照海

【特异性】

八脉交会穴（通阴跷脉）。

【别名】

阴跷，漏阴。

【定位】

在踝区，内踝尖下 1 寸，内踝下缘边际凹陷中。

【释义】

照，为光明所达之处；海，形容广大。照海穴是治疗眼疾的效穴，可用于治疗"目赤痛""视如见星""视昏""雀目""目风肿痛""胬肉攀睛"等病症，照海穴通阴跷脉，上行至眼角，司眼睑开合。揣测古人有目光如炬可照海的寓意，故名"照海"。

周楣声云：照，指光明照射。海，指广大深远。言肾之真阳渊深如海，能光照周身也。照，明也。《书·太誓》："若日月之照临。"《礼记·经解》："明照四海而不遗微小。"海，意为广大之四海，此指全身。海又是深洼之处。穴在内踝下方之凹陷中，亦可比拟为海。肾为水脏，中寓真阳，水中有火，即所谓雷龙之火。照海者，深水之中，雷龙之火，明照四海，及于周身，不遗微小也。

7. 复溜

【特异性】

足少阴肾经之经穴。

【别名】

伏白，昌阳。

【定位】

在小腿内侧，内踝尖上 2 寸，跟腱前缘。

【释义】

脉绝者，取此穴有复脉之功。全身水液往而复来灌溉四肢百骸，此穴通调水道、维护周身水液循环，故名"复溜"。

高式国先生认为，肾经循行于内踝，由照海上行于太谿，另有大钟、水泉一支行至照海、复合上行于复溜，如江水洄流，潮汐往复，故名"复溜"。下一穴"交信"亦指"照海"所起潮汐往复有信，因靠近三阴交，故名"交信"。

8. 交信

【特异性】

阴跷脉之郄穴。

【别名】

内筋。

【定位】

在小腿内侧，在内踝尖上2寸，胫骨内侧缘后际凹陷处中；复溜前0.5寸。

【释义】

月事不来者，取此穴治之，月事按月而至，有信之义，故名"交信"。据高式国先生考证，痛有定时，及有关季节之症均可取此穴。

周楣声云：交，交通，交接。信，音信；又通伸，通申。穴在内踝上方，谓其可与申脉及三阴交音信相通，也与屈伸足部之踝关节交通联系。信为古"伸"字，伸又与申通。足少阴与太阳为表里。此穴既可与申脉穴交通，也与足之屈伸有关。且当三阴交之紧下方，更可音信交通、三阴同气矣。

9. 筑宾

【特异性】

阴维脉之郄穴。

【定位】

在小腿内侧，太谿直上5寸，比目鱼肌与跟腱之间。

【释义】

《千金》霍乱条曰："霍乱，吐多者必转筋、不渴，即脐上筑。霍乱而脐上筑者，当先治其筑。"宾，有弃绝、排斥之义。取此穴能除筑筑之气，故名"筑宾"。

10. 阴谷

【特异性】

足少阴肾经之合穴。

【定位】

在膝后区，腘横纹上，半腱肌肌腱外侧缘。

【释义】

周楣声云：阴，指内侧。谷，见合谷条；又风名。穴当膝关节内侧形如山谷之凹陷处，为治疗下肢风病所当取。《尔雅·释天》："东风谓之谷风。"在膝股阴侧之冷风湿痹，此处正可取用也。

11. 横骨

【别名】

下极，屈骨，屈骨端，曲骨端。

【定位】

在下腹部，脐中下 5 寸，前正中线旁开 0.5 寸。

【释义】

耻骨昔称横骨，穴当其上缘，故名"横骨"。

12. 大赫

【别名】

阴维，阴关。

【定位】

在下腹部，脐中下 4 寸，前正中线旁开 0.5 寸。

【释义】

大赫，指盛大。穴为冲脉少阴之会，内应胞宫精室，因本穴阴气盛大，故名"大赫"。

13. 气穴

【别名】

胞门，子户。

【定位】

在下腹部，脐中下 3 寸，前正中线旁开 0.5 寸。

【释义】

此穴近"关元"穴，是古代养生术中凝神守窍之处，与人体元气相关，故名"气穴"。

14. 四满

【别名】

髓府，髓中，髓海。

【定位】

在下腹部，脐中下 2 寸，前正中线旁开 0.5 寸。

【释义】

四，指此穴为足少阴肾经入腹第四穴。此处腹部饱满，故曰"四满"。高式国先生认为此穴位于大肠、小肠、膀胱、精室四夹之隙，被严密围壅，故名"四满"。

周楣声云：四，数字；又通驷，指驷星。满，盈满，胀满，又指小满节。言地气充盈，上与驷星相应，且能治腹部四面膨胀满肿诸病也。《国语·周语》："月在天驷。"注："天驷，房星也。"《尔雅·释天》："天驷，房也。"驷通四。因房为四星，故称为四。满，小满节也。房为小满节子正初刻三分之中星。四满者，地气自大赫，气穴上升至此，如小满节地气已经充盈也。至其能治腹部四面膨满诸病因而得名，则仅以穴用言耳。

15. 中注

【定位】

在下腹部，脐中下 1 寸，前正中线旁开 0.5 寸。

【释义】

据周楣声先生考证，中，指中衣，即内衣；注，为敷贴。古时将敷贴药物成为"注药"。

此穴位于内衣所附的位置，故名"中注"。

不同于周楣声先生的说法，高式国先生认为，此穴内应胞宫、精室，肾精之气由此达胞中，故名"中注"。

16. 肓俞

【别名】

子户。

【定位】

在腹部，脐中旁开 0.5 寸。

【释义】

参见"膏肓"。

17. 商曲

【别名】

高曲，商谷。

【定位】

在上腹部，脐中上 2 寸，前正中线旁开 0.5 寸。

【释义】

商，参少商条；曲，常解释为胃肠盘曲的样子。商曲，若以歌曲释义，为五帝时代的遗音。

高式国云：商为秋金气令，于六气为阳明。本穴内景在胃与大肠之间，胃肠俱具屈曲之象，故名之以"曲"。胃与大肠俱属阳明燥金之经，具喜燥恶湿之性与秋商肃敛之气，故曰"商曲"。商，言穴之性能；曲，言穴之内在地位。且本穴与足阳明之"太乙门"平。乙，亦屈曲也。又鱼肠也。《尔雅》："鱼肠为乙。"借此"乙"字以合人身之肠也。《礼记·月令》注:"秋气和,则商气调。"本穴所治,多属胃肠疾患,以其内通胃肠之曲,外得商金之燥,此亦本穴命名之一义也。

18. 石关

【别名】

石阙,石门,食关。

【定位】

在上腹部,脐中上 3 寸,前正中线旁开 0.5 寸。

【释义】

石,指硬,有坚满之意;关,指关要。此穴主治"妇人子脏中有恶血,内逆满痛",为攻坚消满之要穴,故名"石关"。

周楣声云:石,通食,又坚硬之意。关,关隘,要地。指穴处为饮食在胃之关隘,亦为治疗石水病之要地也。《物理论》:"土之精曰石。"粮食亦土之精也,故通食。石关,汉宫观名。借喻为如食物在胃之宫室也。石水,为水肿病之一种。《素问·阴阳别论》:"阴阳斜结,多阴少阳,曰石水。少腹肿。"张注:"石水,肾水也。肾者,胃之关。关门不利,故聚水而从其类也。"穴迁胃而经属肾,调之于此,则关门利而石水可消矣。

高式国云:本穴平于任脉之"建里",及足阳明之"关门"。其所应症,多为坚满充实之症,如大便不通,心下硬满,哕、噫、腹痛、气淋、小便黄、脏有恶血、血上冲,多属肝脾范畴之郁结症。石,犹病之坚,关,喻治之通也。本穴与任脉之"石门"意义不同。"石门"意在体,"石关"意在用也。

19. 阴都

【别名】

食宫，通关，不宫。

【定位】

在上腹部，脐中上4寸，前正中线旁开0.5寸。

【释义】

此穴位于足少阴与冲脉的会所，居，会之处为都，故名"阴都"。有学者认为"都"指腹中充盈，此穴秉少阴之气，故名。

20. 腹通谷

【别名】

通骨。

【定位】

在上腹部，脐中上5寸，前正中线旁开0.5寸。

【释义】

高式国云：本穴在"幽门"穴位之下。"幽""谷"，俱阴象也。《诗经》："出于幽谷，迁于乔木"，即去阴而就阳也。本穴与"上脘"平。有关气向上通也。《黄帝内经》谓谷道通于脾，即水谷由食管下行入胃，化气之后，脾气散精，周布全身，即幽者通之也。本穴治症，关于胃肠者居多，且能上通下达，故名"通谷"。

21. 幽门

【别名】

上门，上关，幽关。

【定位】

在上腹部，脐中上6寸，前正中线旁开0.5寸。

【释义】

周楣声云：幽，幽深，隐蔽；又指地气。门，见云门条。指穴处犹如胃气之门户及足少阴经气深藏与出入之处也。《大戴礼·曾子·天元》："天道曰圆，地道曰方。方曰幽而圆曰明。"《淮南子·天文》："天道圆，地道方。方者主幽，圆者主明。"胃受水谷之地气，胃口隐藏深藏。不仅胃之下口名为幽门，而相当于胃上口之处，穴门之义亦有可通。足少阴之脉，其直者从肾上贯肝膈，脉行至此，亦有幽门之义焉。

高式国云：幽，阴而隐也。地下厚土之所治也。前穴为"通谷"。本穴曰"幽门"，即犹肾经之气，临于幽谷之门也。即足少阴之气，行至本穴以后，即出腹部之阴，而临于胸廓之阳也。此后诸穴，均在膈肌之上。

22. 步廊

【别名】

步郎。

【定位】

在胸部，第5肋间隙，前正中线旁开2寸。

【释义】

步，指步行。廊，指庭堂两侧之走廊。足少阴肾脉由腹上行胸部，穴在任脉之"中庭"两旁，庭在中，而廊在旁，故名"步廊"。周楣声先生认为步，还有以步度量之义，谓穴位循序度量而得。

23. 神封

【定位】

在胸部，第 4 肋间隙，前正中线旁开 2 寸。

【释义】

心神封藏之处。

24. 灵墟

【定位】

在胸部，第 3 肋间隙，前正中线旁开 2 寸。

【释义】

周楣声云：灵，见青灵条。墟，丘墟。灵，星名。灵墟，地名。指其为心灵所居之处。

高式国云：本穴与"玉堂"平。"玉堂"，喻贵处也。神之居也。心藏神，故名之以"灵"。穴在胸膺坟起处，故名之以"墟"。而曰"灵墟"。

25. 神藏

【定位】

在胸部，第 2 肋间隙，前正中线旁开 2 寸。

【释义】

同"神封"。

26. 彧中

【别名】

彧中。

【定位】

在胸部，第 1 肋间隙，前正中线旁开 2 寸。

【释义】

彧，为茂盛。《诗经·小雅·信南山》："黍稷彧彧"，便是稻谷丰收的景象。中，指胸中。此穴功能充实、舒畅胸中之气，故名"彧中"。

27. 俞府

【别名】

腧中。

【定位】

在胸部，锁骨下缘，前正中线旁开 2 寸。

【释义】

周楣声云：俞，俞穴，转输。府，首府，府第。指其为诸俞之首府与经气由此入喉也。肺朝百脉，穴居肺之上方。全身以俞命名的各穴皆在其下，犹如诸俞之首府。脏气各有俞，而诸俞亦有首府也。又喉为重楼之府。足少阴之脉循喉咙，挟舌本，肾气由此输入重楼之府也。

高式国云：俞，输也；府、内也。本穴平任脉之"璇玑"。"璇玑"具转动灵活之意。本穴借血气灵运，促本经之气，输之内府，故名"俞府"。简言之，即有关内府之俞穴也。

第9章　手厥阴心包脉

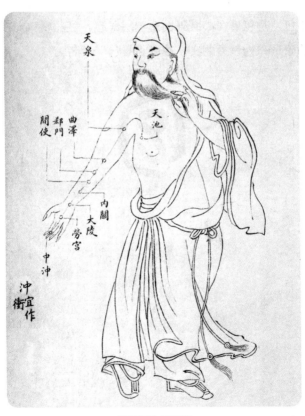

手厥阴心包脉图

心主手厥阴心包络之脉，起于胸中，出属心包络，下膈，历络三焦。

其支者，循胸出胁，下腋三寸，上抵腋下，循臑内，行太阴、少阴之间，入肘中，下臂，行两筋之间，入掌中，循中指，出其端。

其支者，别掌中，循小指次指出其端。

心 包

心包，是包裹在心脏外面的一层薄膜。"包"字金文为腹中有子的象形，为包裹之义。故以"心包"命名。

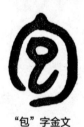

"包"字金文

1. 天池

【别名】

天会。

【定位】

在胸部，第 4 肋间隙，前正中线旁开 5 寸。

【释义】

天，为上半身；池，为气血积聚之处。此穴位于乳头外侧，为乳汁储存之所，故名"天池"。

2. 天泉

【别名】

天温，天湿。

【定位】

在上臂前区，腋前纹头下 2 寸，肱二头肌的长、短头之间。

【释义】

周楣声云：天，见天池条。泉，水泉。天泉，星名；又古地名。指经气自上而下，如泉水之来自天上也。

天泉，星名，见《史记·天官书》。又古地名，在洛阳东，为晋人游宴处。瀑布称为立泉。此名天泉者，脉气从胸走手，自上而下也（按：天泉不仅与天池易混，且与极泉位近而义亦近。如改称为臑泉，则易于分别和顾名知位矣）。

高式国云：本穴承"天池"之气，接近手少阴之"极泉"及手太阴之"天府"，因名"天泉"。治症与"天池"略同，多用泻法。取"极泉"之"泉"，"天府"之"天"，因名"天泉"。

3. 曲泽

【特异性】

手厥阴心包经之合穴。

【定位】

在肘前区，肘横纹上，肱二头肌腱的尺侧缘凹陷中。

【释义】

曲，指屈曲；泽，水之归聚处，较"池"浅而广。本穴为手厥阴之合，属水，喻水之归聚如泽。穴在肘横纹上，肱二头肌尺侧缘凹陷中，微屈其肘始得其穴，故而得名。

4. 郄门

【特异性】

手厥阴心包经之郄穴。

【定位】

在前臂前区，腕掌侧远端横纹上5寸，掌长肌腱与桡侧腕屈肌腱之间。

【释义】

此穴为手厥阴心包脉之郄穴，位于两筋相夹分肉之间，如门之状，故名"郄门"。

5. 间使

【特异性】

手厥阴心包经之经穴。

【别名】

鬼路。

【定位】

在前臂前区，腕掌侧远端横纹上3寸，掌长肌腱与桡侧腕屈肌腱之间。

【释义】

周楣声云：间，见二间、三间条。又相间即相伴之意。使，臣使，使役。穴在两筋之间，为臣使用命及君臣相间行事之处。心包为臣使之官。《说文解字》："使，令也。"即执行命令者谓之使。又劳役亦谓之使。《吕氏春秋·音律》："而农民无所使。"注："使，役也。"间使为心包五输中之经穴，正臣使用命在前臂两筋间之间隙。

高式国云："间"，夹隙之中间也。又间隔也。"使"，使令也。又治事也。《黄帝内经》"心包络为臣使之官"，与膻中之称臣使之官小异。

张隐庵："心主血，心包主脉，如君相之相合也。故此之曰间使者，君相兼行之使道也"。

6. 内关

【特异性】

手厥阴心包经之络穴、八脉交会穴（通阴维脉）。

【别名】

阴维。

【定位】

在前臂前区，腕掌侧远端横纹上2寸，掌长肌腱与桡侧腕屈肌腱之间。

【释义】

此穴可以通胸膈关塞诸病也，故又有"公孙内关胃心胸"的说法。此穴位于臂内，故名"内关"，与"外关"相对。杨上善曰："手心主至此，太阴少阴之内，起于别络，内通心包，入于少阳，故曰内关也。"是指其居于太、少二阴之内，且为联络手厥阴与少阳关要之处也。

7. 大陵

【特异性】

手厥阴心包经之输穴、原穴。

【别名】

心主，鬼心。

【定位】

在腕前区，腕掌侧远端横纹中，掌长肌腱与桡侧腕屈肌腱之间。

【释义】

陵，指丘陵。穴在掌后两筋间凹陷中，当腕骨（月骨）隆起处后方，喻骨隆起如大丘陵之状，故名"大陵"。

高式国云：大阜曰陵。古代帝王葬处曰陵。尊其死曰寝息，谀其墓曰寝宫，谀其葬仪曰奉安，总之，即长眠安息也。刺此穴可使人寐。穴在掌根阜起处，亦陵丘之象也。故名"大陵"。

8. 劳宫

【特异性】

手厥阴心包络之荥穴。

【别名】

五里，鬼路，掌中。

【定位】

在掌区，横平第 3 掌指关节近端，第 2、3 掌骨之间偏于第 3 掌骨。

【释义】

劳，指劳动；宫，是王者所居之室。此穴位在手掌中央，手为劳作之器，故名"劳宫"，有碍手部劳作诸病，可取此穴。又心包为心之外卫，性属相火，此穴为手厥阴心包经之荥火穴，是心火的代表，故尊称为宫。劳宫者，意指位当手心，心神所居之宫。

高式国云：劳，操作也。宫，中室也。手任劳作，穴在掌心，因名"劳宫"。即劳动中心主力也。本穴治喉咽胃肠及心脏诸病。凡外症之关于内因者，亦可取之。本穴又名"五里"，谓能治多经病，以功能言也。推究穴名称号，古人亦曾逐步改善。本穴曾名"掌中"，无乃过于涉显。名"五里"，则迁隐费猜，且与他经"五里"雷同，终不若"劳宫"二字为佳。

9. 中冲

【特异性】

手厥阴心包经之井穴。

【定位】

在手指，中指末端最高点。

【释义】

手厥阴心包脉中道而行，经气直冲中指之端，故名"中冲"。

第10章　手少阳三焦脉

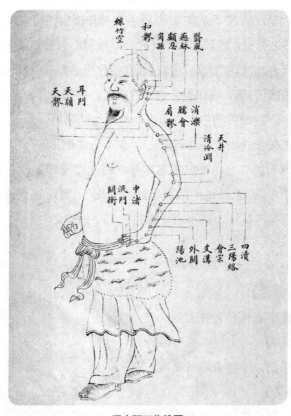

手少阳三焦脉图

三焦手少阳之脉，起于小指次指之端，上出两指之间，循手表腕，出臂外两骨之间，上贯肘，循臑外上肩，而交出足少阳之后，入缺盆，布膻中，散络心包，下膈，遍属三焦。

其支者，从膻中，上出缺盆，上项，系耳后，直上出耳上角，以屈下颊至𬈑。

其支者，从耳后入耳中，出走耳前，过客主人前，交颊，至目锐眦。

三　焦

牛德禄：焦又作"燋"，从火，焦声。《说文解字》"燋，所以然，持火也"。《说文解字》"焦，火所伤也。"由此可见"燋"与"焦"都与"火"有关，可以产生能量。《难经·三十一难》："三焦者，水谷之道路，气之所终始也。"张景岳说："三焦气治，则脉络通而水道利。"原来三焦可总司一身之气化功能。《素问·灵兰秘典论》："三焦者，决渎之官，水道出焉。"张景岳注："决，通也；渎，水道也。"可见三焦具有产生气的能量与疏通水道的作用。

1. 关冲

【特异性】

手少阳三焦经之井穴。

【定位】

在手指，第4指末节尺侧，指甲根角侧上方0.1寸。

【释义】

周楣声云：关，通弯。冲，见少冲条。言穴居弯曲指端冲要之地也。关，弯也。《孟子·告子》："越人关弓而射之。"注："关弓，弯弓也。"《韩子·说林》："操弓关机。"注："借关为弯。"《尔雅·广诂》："关，引也。"手之第四指称无名指，不能单独伸直，故一名环指。《孟子·告子》："今有无名之指，屈而不信。"注："信，伸也。"伸，古作信。穴当弯曲之指端，而与中冲、少冲其义相同。故关冲之关，如直接理解为关隘与关口，必将无法解说和多所穿凿矣。

高式国云：《灵枢·经脉》："手厥阴之脉……其支者，别走掌中，循小指次指出其端。"本穴承手厥阴之脉，由"劳宫"分布支线，直出无名指外侧端，循手表腕，出臂外两骨之间，即"外关"穴也。故本穴治症多与"外关"同。犹如"外关"之副穴也。穴在"少冲""中冲"之间，故亦名之以"冲"而曰"关冲"，意其与"内关""外关"通也。

2. 液门

【特异性】

手少阳三焦经之荥穴。

【定位】

在手背部，当第 4、5 指间，指蹼缘上方赤白肉际凹陷处。

【释义】

周楣声云：液，指水液，腋部。门，见云门条。谓穴能主液所生病与腋部诸病也。三焦为决渎之官。此为手少阳经之荥穴，功能除烦热，存津液，通调水道，故为治疗液所生病之门户。液门，在《甲乙经》及《千金翼方》中称"腋门"，在《千金要方》中称"掖门"。《要方》卷八诸风门，谓"掖门在掖下攒毛中一寸，名太阴阳，一名掖间，灸五十壮，主风。"是又另一"掖门"。掖同腋。《素问·气府论》："掖下三寸。"《说文解字》："掖，臂下也。"《淮南子·谬称》："王子闾张掖而受刃。"《史记·商君传》："千羊之皮，不如一狐之掖。"《汉书·高后纪》："入未央宫掖门"。颜注："掖门，非正门，而在两旁，若人之臂掖也。"《天文志》："左右掖门，掖门内六星。"少阳之脉循臑上肩。

高式国云：本穴治咽痛、目涩、耳聋、齿痛、寒热、狂疾，及伤津而致干燥之症，均可取之。俾生津液，有刺本穴而液立生者，故名"液门"。治臂痛、手背痛肿等症，均宜泻法。按汗、尿、唾液，均液也，液出及门，刺而促之，以助其发动之力，于理则可，故曰"液门"。若使枯井生泉，则恐未必，于此穴可试用之。

3. 中渚

【特异性】

手少阳三焦经之输穴。

【定位】

在手背部，当第4、5掌骨间，第4掌指关节近端凹陷中。

【释义】

渚，为水中小洲。此穴为手少阳三焦脉输穴，似江流之中有停驻之处，脉气至此输注留连，故名"中渚"。

4. 阳池

【特异性】

手少阳三焦经之原穴。

【别名】

别阳，发阳。

【定位】

在腕后区，腕背侧远端横纹上，指伸肌腱的尺侧缘凹陷中。

【释义】

此穴与手太阳之"阳谷"、手阳明之"阳谿"，意义相同。

5. 外关

【特异性】

手三阳三焦经之络穴、八脉交会穴（通阳维脉）。

【别名】

阳维。

【定位】

在前臂后区，腕背侧远端横纹上2寸，尺骨与桡骨间隙中点。

【释义】

本穴与"内关"相对，因名"外关"。三焦经气血在此胀散外行。

6. 支沟

【特异性】

手少阳三焦经之经穴。

【别名】

飞虎，飞处。

【定位】

在前臂后区，腕背侧远端横纹上 3 寸，尺骨与桡骨间隙中点。

【释义】

高式国云：本穴在前膊外侧肉陷中。本经之气循而上行，本穴在尺桡二骨夹隙中，喻犹上肢沟渠也，故名"支沟"。又名"飞虎"，以取穴手法而得名也。人张手量物，由大指尖至中指尖，名为一虎口。以虎口中指向前跪屈，食指尖迈进一步。中指尖至食指尖，名为一飞。取此穴，由手背中指尖向上量起，一虎口加一飞，正当腕关节上三寸许，正当"阳池"穴向上一飞之处，因名"飞虎"，即一虎口加一飞也。

7. 会宗

【特异性】

手少阳三焦经之郄穴。

【定位】

在前臂后区，腕背侧远端横纹上3寸，尺骨的桡侧缘。

【释义】

会，为汇聚。宗，指根本。手三阳脉汇聚于下一穴"三阳络"，三阳脉之络脉犹如枝干于此沟通，而"会宗"为三阳将汇之根，故名"会宗"。

8. 三阳络

【别名】

通门，通间。

【定位】

在前臂后区，腕背侧远端横纹上4寸，尺骨与桡骨间隙中点。

【释义】

手太阳、阳明、少阳三阳脉通行于此处，因名"三阳络"，与三阴交相似。

9. 四渎

【定位】

在前臂后区，肘尖下5寸，尺骨与桡骨间隙中点。

【释义】

四渎，最早见于《尔雅·释水》"江、河、淮、济为四渎。而四渎者，发源注海者也"。根据水利专家考证，"渎"字最初专指"水灾害"的现象，是远古先民们根据身边所发生的洪水灾害现象而创造出来的专用字。而"水灾害"又主要来源于东、南、西、北四个方位上，故称为"四渎"。后来，人们将"四渎"与"江、淮、河、济"四条江河一一对应，沿用至今。"四渎"已同"五岳"一般，可专指四条江河，亦可代表自然界的河流。并且，古人将之上应星汉，作为星座名，在古代占卜中用于预测流水泛溢、津梁舟楫之事。

在中医学中，"三焦者，决渎之官，水道出焉"。决渎，即水道流通，正如人体三焦系统的运行。"渎"字，亦指宽大的沟渠，代指此穴有润通之力。临床研究发现，针刺四渎穴不仅可以通筋活络、疏散气血，还可调节全身水液代谢、气机运行。

10. 天井

【特异性】

手少阳三焦经之合穴。

【定位】

在肘后区，肘尖上 1 寸凹陷中。

【释义】

周楣声云：天，指上肢。井，深凹有水之处。天井，水名，星名，又地形名。言经气如井水之清净，而穴位亦有井之形象也。《论衡·谈天》："清者为天。"《释名·释宫室》："井者清也，水之清净者也。"清阳实四肢、三焦主一身之阳，而上肢之经气亦如井水之清净也。天井，水名。《山海经·中山经》："有井焉，名曰天井。"又星座名，即井宿。又地形名，《孙子·行军》谓四周高峻、中间低洼之地为天井。手经各合穴只有此穴在肘关节之上际，边高中凹，有天井之象。

高式国云：穴在肘后屈肘陷窝中。此穴颇深，可向上刺（沿皮下），故名"天井"。

吴棹仙云：天井乃手少阳三焦经脉所入为合之土穴，穴在肘外大骨后上一寸两筋骨罅间陷中，肘前五寸有穴曰四渎，沟渎归于下流，而天井独居其上，盖有用之水，天一所生，著之井里，以各生化之用，故曰天井。

11. 清泠渊

【别名】

青灵，清泠泉，清昊。

【定位】

在臂后区，肘尖与肩峰角连线上，肘尖上 2 寸。

【释义】

此穴能清热泄火，如入清泠之深渊。命名似取自典于《山海经》《淮南子》《庄子》中的"清泠之渊"。《山海经·中山经》："常游清泠之渊。"《淮南子·齐俗》："北入无极非舜，而自投于清泠之渊。"《庄子·让王》："自投清泠之渊。"

12. 消泺

【别名】

臑窌，臑交，臑俞。

【定位】

在臂后区，肘尖与肩峰角连线上，肘尖上 5 寸。

【释义】

消，取消散之意。泺，为湖泊。此穴在上臂外侧的肱三头肌肌腹中间之浅凹处，三焦脉行至此处似水流入散泊之中，故名"消泺"。

周楣声云：消，消除，消渴。泺，水名。言穴用如清凉之水，能清热解渴也。《素问·阴阳别论》："二阳结谓之消。"注："二阳，阳明胃气也。消，消渴也。盖阳明气结，则水谷津液不生，以致消渴为病也。"《释名·释疾病》："消，渴也。肾气不周于胸，胃中津液消渴，故欲得水也。"泺，齐鲁间大水也。阳热炽盛，取之消泺，则将如入清凉之水而消渴得以消除矣。与清冷渊可以互观。

13. 臑会

【别名】

臑窌，臑交。

【定位】

在臂后区，肩峰角下 3 寸，三角肌的后下缘。

【释义】

高式国云：穴在"臂臑"之侧，"臑俞"之下。三臑穴位傍近。因名"臑会"。治肩项瘿肿等症。推"臑会"之意，为三臑之会穴。如"臂臑"属手阳明经，为手足太阳及阳维之会；"臑俞"属手太阳经，为手太阳及阳维之会；"臑会"属手少阳经，为手足少阳及阳维之会。故治症广泛，但俱关于臑，故名"臑会"。穴在肩头下三寸。

14. 肩髎

【定位】

在三角肌区，肩峰角与肱骨大结节两骨间凹陷中。当臂外展时，于肩峰后下方凹陷在。

【释义】

肩，肩部；髎，骨骼中的缝隙，泛指为肩部之凹陷处。

15. 天髎

【定位】

在肩胛区，肩胛骨上角骨际凹陷中。

【释义】

天，指人体的上部。髎，见上条。此穴位于肩背之间，以其位置较高，故名"天髎"。

16. 天牖

【别名】

天听。

【定位】

在颈部，横平下颌角，胸锁乳突肌的后缘凹陷中。

【释义】

天，指在人体高处。位于颈部的腧穴，大多以天命名。牖，指窗口。此穴主治"暴聋气蒙，耳目不明"。耳、目为头面孔窍，似天部之窗，故名"天牖"。

17. 翳风

【定位】

在颈部，耳垂后方，乳突下端前方凹陷中。

【释义】

翳，遮蔽。风，气动为风。此穴善治风疾，又能治气闭之耳聋，兼具祛风、开郁，如风吹去云翳，又如衣领遮挡风邪，故名"翳风"。

18. 瘈脉

【别名】

资脉，体脉，资生。

【定位】

在头部，乳突中央，角孙与翳风沿耳轮弧形连线的上 2/3 与下 1/3 的交点处。

【释义】

瘈，瘛。脉，指耳后的青脉。此次是治疗筋脉瘛疭的穴位。《灵枢·五邪》："取耳间青脉以去其掣。"《论疾诊尺》："婴儿病，耳间青脉起者掣痛。"瘛疭者，此处常见青紫横脉，故名"瘈脉"。

19. 颅息

【别名】

颅骢。

【定位】

在头部，角孙与翳风沿耳轮弧形连线的上 1/3 与下 2/3 的交点处。

【释义】

周楣声云：颅，颅脑，头颅。息，安息，休息，又是塞满之意。谓穴能醒脑安神，治头目昏沉如塞诸病也。《广雅·释诂》："息，安也。"又《释言》："息，休也"。《释名·释言语》："息，塞也，言塞满也。"《礼记·乐记》："息焉游焉。"能治惊恐失神、惊痫瘛疭诸病，谓颅脑可以得而安息；而头目昏沉如塞者，亦可用以消除也。

高式国云：息，休息也，又气息也。穴在颅侧睡眠着枕处。以其有关于息，故名"颅息"。

20. 角孙

【定位】

在头部，耳尖正对发际处。

【释义】

角指耳上角，孙指支别之络。《灵枢·脉度》："支而横者为络，络之别者为孙。"此穴位于耳上角，三焦脉支脉别行、细络旁通之处，故名角孙。

21. 耳门

【定位】

在耳区，耳屏上切迹与下颌骨髁突之间的凹陷中。

【释义】

此穴出走耳前。故名"耳门"。

22. 耳和髎

【定位】

在头部，鬓发后缘，耳郭根的前方，颞浅动脉的后缘。

【释义】

此穴与耳相和，可以增强听力，治疗耳疾，故名"耳和髎。"

23. 丝竹空

【别名】

巨窌，目窌。

【定位】

在头部，眉梢凹陷中。

【释义】

周楣声云：丝竹，细小之竹。空，空窍，孔穴。谓眉形有如细小之竹叶，穴当眉梢之空隙中，故名。又"丝竹"为乐器之统称，与此有别。

第11章　足少阳胆脉

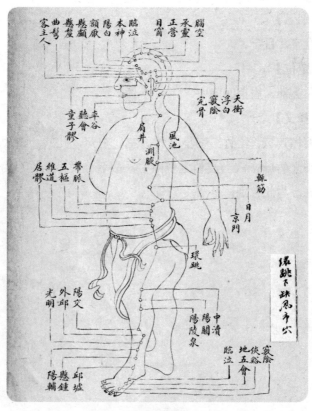

足少阳胆脉图

胆足少阳之脉，起于目锐眦，上抵头角，下耳后，循颈，行手少阳之前，至肩上，却交出手少阳之后，入缺盆。

其支者，从耳后入耳中，出走耳前，至目锐眦后。

其支者，别锐眦，下大迎，合于手少阳，抵于頔，下加颊车，下颈，合缺盆，以下胸中，贯膈，络肝，属胆，循胁里，出气街，绕毛际，横入髀厌中。

其直者，从缺盆下腋，循胸，过季胁，下合髀厌中。以下循髀阳，出膝外廉，下外辅骨之前，直下抵绝骨之端，下出外踝之前，循足跗上，入小指次指之间。

其支者，别跗上，入大指之间，循大指歧骨内，出其端，还贯爪甲，出三毛。

胆

牛德禄：胆以"詹"为声符，可能与其生理功能密切相关（编者注，詹为多言，如不断分泌胆汁的胆）。肝与胆互为表里，都和情志关系密切，《灵枢·本输》："肝合胆，胆者，中精之府。"《素问·灵兰秘典论》："胆者，中正之官，决断出焉。"胆，贮藏精汁，而胆汁中清不浊，可谓"中正官"，若胆气足，人便果敢，若胆不足，则生怯惧之情，所谓"决断出焉"，仍是强调"胆"对调节情志起重要作用，胆能协调气血罢了。

1. 瞳子髎

【别名】

太阳，前关，后曲。

【定位】

在面部，目外眦外侧 0.5 寸凹陷处。

【释义】

本穴在目外眦外五分处，靠近瞳仁，故名"瞳子髎"。

2. 听会

【别名】

耳门，听呵，听诃，后关。

【定位】

在面部，耳屏间切迹与下颌骨髁突之间的凹陷中。

【释义】

此穴主司听觉，故名"听会"。

3. 上关

【别名】

客主人，客主，太阳。

【定位】

在面部，颧弓上缘中央凹陷中。

【释义】

见"下关"，此穴与之相对，故名"上关"。

4. 颔厌

【定位】

在头部，从头维至曲鬓的弧形连线的上 1/4 与下 3/4 的交点处。

【释义】

周楣声云：颔，腮颔。厌，是极与止的意思，又与餍通。指穴在颔部的边缘与咽食牵动所止之处。颔，颐也，即腮颊部。厌，止与极也。《国语·晋语》：“民志不厌。”无厌，即无止境之意。颔厌者，穴在颔部边缘的颞颥部，过此即超出颔的范围。餍又与厌通，饱食也。《孟子·公孙丑》：“我学不餍。”人在吞咽食物时，穴正当筋脉收引牵动所止之处，亦与颔厌之义有关。

5. 悬颅

【别名】

髓孔，髓中，米啮。

【定位】

在头部，从头维至曲鬓的弧形连线的中点处。

【释义】

高式国云：本穴在颞颥动脉处，承“颔厌”之气下行，即犹头上经气悬行于颅侧也。沿皮刺之，可治悬晕，此症如人在悬空晃动，病者自觉两足无根，头晕如身悬也。故名“悬颅”。

6. 悬厘

【定位】

在头部，从头维至曲鬓的弧形连线的上 3/4 与下 1/4 的交点处。

【释义】

厘，指毫厘。穴在曲角颞颥下廉，同悬颅仅差毫厘，故名"悬厘"。

周楣声云：厘与氂通，是长毛与强屈之毛。象穴在强屈之鬓发长毛处。《汉书·东方朔传》："失之毫厘，差以千里。"氂是牛马尾的长毛。强屈之毛亦曰氂。《汉书·王莽传》："以氂装衣"，颜注："毛之强屈者曰氂"。鬓毛常强之使屈，悬之不使下垂，穴当其处，故名。

高式国云：扬雄云："荷天冲，提地厘。"言犹荷天之道，提地之理，则而效之也。又悬者提也，厘者理也，含有纠偏矫正之义。后人纠正事物之差，多曰厘正。凡头侧之穴，多治偏风、头痛、喝僻、烦心、耳鸣之症，循经取效也。本穴之上，有"天冲"，故本穴取地厘之意，以与相对，因名"悬厘"。

7. 曲鬓

【别名】

曲发。

【定位】

在头部，耳前鬓角发际后缘的垂线与耳尖水平线的交点处。

【释义】

此穴在发角的弯曲处。《说文解字》："鬓，颊发也。"段注："谓发之在面旁者也。"故名"曲鬓"。

8. 率谷

【别名】

蟀谷，率骨，率角，蟀容。

【定位】

在头部，耳尖直上入发际 1.5 寸。

【释义】

率，是象形字。《六书正讹》记载："率，大索也。象形，上下两端象绞索之具，中象索，旁象麻枲之余。"意思是说"率"是一种"大绳"，绳索用于牵引物体，故引申出带领、遵循的意思。谷，凹陷。在头侧循按到的如山谷般凹陷的位置，故名"率谷"。

率通綷，綷义为缉边，即缝合衣布之边；谷两山之间的凹陷。本穴位于颞骨与顶骨之交界处，两骨交接处呈锯齿之形，似缝衣的"缉边"，故名。

9. 天冲

【别名】

天衢。

【定位】

在头部，耳根后缘直上，入发际 2 寸。

【释义】

天，指头顶。冲，含直通之意。穴在耳郭后上方，入发际直上二寸处，故名天冲。

周楣声云：天，指头部。冲，要冲。天冲，星座名。借喻为高居头部冲要之地。《广雅·释言》："天，颠也。"《方言·六》：

"颠，上也。"《晋书·天文志》：天冲为妖星之一。穴在头部之要冲，故名。

10. 浮白

【定位】

在头部，耳后乳突的后下方，从天冲至完骨的弧形连线的上 1/3 与下 2/3 交点处。

【释义】

浮，指上部。白，指显而易见。穴在耳后乳突后上方，其处高而显见，故名。

据周楣声先生考证古籍，《素问·生气通天论》："起居如惊，神气乃浮。"《素问·气交变大论》及《素问·至真要大论》："少阳之至大而浮。"头目眩晕，神气浮越者，用之得以安定也。

11. 头窍阴

【别名】

窍阴，枕骨。

【定位】

在头部，耳后乳突的后下方，从天冲至完骨的弧形连线的上 2/3 与下 1/3 交点处。

【释义】

有学者据《外经微言》所载："不止无膝盖骨也，囟骨、耳后完骨……三骨属阴，得阴则生。"谓耳后骨为"阴骨"，故名"头窍阴"。然而，与之相对的"足窍阴"所在不属此三骨之列。

可参见"足窍阴",周楣声先生的解释更为可靠。

12. 完骨

【定位】

在头部,耳后乳突的后下方凹陷中。

【释义】

完骨,即耳后之高骨,现称乳突。穴在完骨后下方,故名"完骨"。高式国先生认为,此骨最宜高坚完固,故名"完骨"。

13. 本神

【定位】

在头部,前发际上 0.5 寸,头正中线旁开 3 寸,神庭与头维连线的内 2/3 与外 1/3 的交点处。

【释义】

前人云此穴为"神之本",本神一穴确实与神志相关,治如惊痫、不寐、神不归等诸神志病,但可治神志病的穴位不少,因何此穴就能以"本"命名?有学者援引道学经典《黄庭经》《皇极经世书》佐证此穴所指的"神"是目中"神",此穴近旁的穴位,如"临泣""目窗""承光",均为目疾常用穴,故名"本神"。此穴名意义不明,待考。

14. 阳白

【定位】

在头部,眉上 1 寸,瞳孔直上。

【释义】

阳，一指所在经脉属少阳，一指头之阳部。白，与肺相关，眉上是肺病显像的位置。多汗恶风，咳嗽短气的肺风，可见眉上生白。故名"阳白"。

15. 头临泣

【别名】

临池。

【定位】

在头部，前发际上0.5寸，瞳孔直上，神庭与头维连线的中点处。

【释义】

该穴当目瞳孔直上入发际，可治目生白翳、多泪，穴临于目上，故名"头临泣"。

周楣声云：头，相对于足而言；临，是监督与治理之意；泪出不止为泣。此穴为头部明目止泪之穴。

高式国云：泣，哭无声也。人当哭泣之先，必先鼻腔连额酸楚，然后泪下。本穴在前额发际，正当上液之道。酸楚临此，而涕泪乃下，故名"临泣"。以治目疾多泪生翳者颇效。

16. 目窗

【别名】

至荣、至宫。

【定位】

在头部，前发际上 1.5 寸，瞳孔直上。

【释义】

瞳孔直上是此穴所在，如同双目上通的窗扇，有明目之功。此穴是治疗单纯性青光眼的重要穴位，治疗眼疾如开窗通明，故名"目窗"。

17. 正营

【定位】

在头部，前发际上 2.5 寸，瞳孔直上。

【释义】

周楣声云：正，正当、正如之意。营，同荣，指春气。又东西为营。正营，为惊恐状。穴在头顶正中横线上，象少阳升发荣茂之气，功能安神定惊也。营是横线和横路。《楚辞·离世》："经营原野。"注："南北为经，东西为营。"穴当头顶正中百会之横线上，对于明确穴位具有一定的指导意义。营有春气在头之象。《礼记·月令》："孟春之月，日在营室。"正营者，春气在头，脉气荣茂旺盛也。正营，又是惶恐不安之意。《汉书·王莽传》："人民正营。"正与其功用有关。

高式国云：《黄帝内经》："营主血，目得血则明。"又室之向明者为正室，天子之离宫别馆为营室。人之神智在脑，脑为一身之主宰，犹人世之君主也。本穴有关于脑，犹天子之营室也。故名"正营"。

18. 承灵

【定位】

在头部，前发际上4寸，瞳孔直上。

【释义】

周楣声云：承，见承光条。灵，神灵。脑为神灵之室，头顶骨古称天灵盖。穴在其下旁，乃承受脑神之处也。

高式国云：本经经气，承"目窗""正营"而来。与"通天"及"百会"傍近。凡此诸穴，俱关神志。故名"承灵"。

19. 脑空

【别名】

颞颥。

【定位】

在头部，横平枕外隆凸的上缘，风池直上。

【释义】

周楣声云：脑，颅脑。空，空虚，孔窍。指穴在后脑枕骨下方之空虚处。

高式国云：谚云："胃常空则病少，脑常空则智多。"吾人运用脑力，必先消除杂念，使脑海澄清，意念乃得专一。本穴内应大小脑之夹间，即脑之间隙处也。脑宜常空，故名"脑空"。

20. 风池

【别名】

热府。

【定位】

在颈后区，枕骨之下，胸锁乳突肌上端与斜方肌上端之间的凹陷中。

【释义】

穴处凹陷似池，为治风之要穴，亦是风邪入体之关窍，故名"风池"。

21. 肩井

【别名】

肩解，膊井。

【定位】

在肩胛区，第 7 颈椎棘突与肩峰最外侧点连线的中点。

【释义】

古代"因井为市"，有井田之说，水井处，可聚集居民，可以取用日常用水的井是人民安居的核心，故又有"市井"一词。此穴位于两侧肩部正中，如肩部的核心地区，故名肩井。

另有一说，肩井穴深，可以治疗穴位下方的乳腺疾病，根据现代研究，针刺肩井甚至能影响胆囊的收缩运动。因其作用的部位深藏，故名"肩井"。

22. 渊腋

【别名】

泉液，涧渊。

【定位】

在胸外侧区，第 4 肋间隙，在腋中线上。

【释义】

此穴深藏腋下，故名"渊腋"。此处若有压痛，常提示胆囊病变。

23. 辄筋

【别名】

神光。

【定位】

在胸外侧区，第 4 肋间隙，腋中线前 1 寸。

【释义】

辄，《说文解字》："辄，车两辅也。"指古代车厢左右板上端向外翻出的部分，其形状弯曲，如同肋骨；此穴位于肋骨间的筋肉处，故名"辄筋"。

"辄"与"辙"字形相近。辙，即车辙。古人常用马车出行，在泥土路上走，车过后路面就有压痕。高式国先生以"辙"释穴名，亦通。

24. 日月

【特异性】

足少阳胆经之募穴。

【别名】

神光。

【定位】

在胸部，第 7 肋间隙中，前正中线旁开 4 寸。

【释义】

周楣声云：日月本为太阳与月亮。此指双目及胆之脏象而言。又，山名，旗名。象双目之光明及胆气之威仪也。道经以双目为日月。《黄庭内景经》肺部章："日月之华救老残。"注："左目为日，右目为月。目主肝，配东方木行也。"又曰："外应眼瞳鼻柱间。"注："外应眼瞳，目之所主于胆，胆之所仰于目。"天中章："眉号华盖覆明珠。九幽日月洞空无。"注："日月者，左目日之，右目月之。"肾部章："上致明霞日月烟。"注："日月即二目。"双目为肝胆之所主，而胆募乃名日月也。又，山名。《山海经·大荒西经》："有山名日月山，天枢也。"又旗名。《释名·释兵》："九旗之名日月，为常画日月于其端，天子所建。"《黄庭内景经》胆部章："雷电八振扬玉旌。"注："八方雷振，威怒之貌也。玉旌刚色之色也。"肝为将军，胆主决断。其阳刚之气，自应如山岳之高大，如旌旗之威武也。

高式国云：《道藏》："日、月者，左右目也。"本穴善治目病，因名"日月"。又名"神光"。神之光，日与月也。又以本穴挨近"期门"，针灸家经验，本穴能佐"期门"调月信。更知"日月"之义，不仅取意目之光明，且寓意朝夕朔望之期也。"日月"意义颇大，用途亦广。要推其义，而扩用之也。若拘限字义，则用途狭矣。

25. 京门

【特异性】

足少阴肾经之募穴。

【别名】

气府，气俞。

【定位】

在上腹部，当第12肋骨游离端的下方。

【释义】

周楣声云：京，与丘同义，高大之土阜；又忧也。门，见云门条。穴位所在犹如胸廓大丘之门，可用以止恐定惊。京，大也。《左传·庄公二十二年》："莫与之京。"《诗经·大雅·皇英》："依其在京。"传："京，大阜也。"《尔雅·释丘》："绝高者为之京。"疏："丘高大者为京，京丘通称。"胸廓为人身之大丘，穴在其边际，故名。京，忧也。《诗经·小雅·正月》："忧心京京。"《尔雅·释训》："京京忧也。"穴为肾募，肾在志为恐，惊恐同义，京门之义亦有可通。

26. 带脉

【定位】

在侧腹部，第11肋骨游离端垂线与脐水平线的交点上。

【释义】

带，指衣带，带脉。此穴位于带脉之所过，又在衣带所系之处，常用于治疗带下病，故名"带脉"。

27. 五枢

【别名】

玉枢。

【定位】

在下腹部，横平脐下 3 寸，髂前上棘内侧。

【释义】

五，通午，有纵横交错之意。郑玄曰："一纵一横曰午。"少阳为枢，本穴在腰部，是一身曲折之处，故名"五枢"。

周楣声云：五为中数，指人身之中。枢，见天枢条。穴位所在犹如人身中部之枢纽。《易·系辞》："天数五，地数五。"五为中数。穴居人身之中部，可与天枢、大横相应。又"格五"是古代棋戏的一种，至"五"即格不能行，也可以借喻五枢为行走枢要之意。

高式国云：枢，为致动之机。本穴当人身长度之折中，当人扭转身躯，或跪拜五体投地时，本穴正当腰部转折之处。又五者数之中。"五枢"即中枢之意也。本穴为足少阳经与带脉之会。

28. 维道

【别名】

外枢。

【定位】

在下腹部，髂前上棘内下 0.5 寸处。

【释义】

维，指维系。道，指通道。此穴为足少阳、带脉之会，是维系诸脉之要道，故名"维道"。长针斜刺会阴方向，治尿潴留特效。

29. 居髎

【定位】

在臀部，髂前上棘与股骨大转子最凸点连线的中点。

【释义】

居，同踞，本义为蹲，引申为收胫曲股的样子。髎，为空穴。此穴位于髂骨上凹陷处，需屈腿取穴，故名"居髎"。

周楣声云：居，是居住、占据与坐的意思。髎，指髋骨，又见肘髎条。言穴居髋骨处，又为坐时之大空隙也。居，处也。《吕览·离俗》："仁者居之。"《谷梁传·僖公二十四年》："居者居其所也。"又占据亦为居。《广雅·释言》："居，据也。"《诗经·召南·鹊巢》："维鹊有巢，维鸠居之。"居，又坐也。《国语·鲁语》："居，吾语汝。"髎，此处指髋骨为宽大之骨，即今之盆骨。《玉篇》："髎，髋也。"穴附于髋，言髋骨为穴位之所居据；且人在坐位时此处之空隙也更为明显。

高式国云：居，端坐也。本穴在"章门"下4寸处。人当端坐时，则此穴位置在凹隙洼中，以其居则成髎。故名"居髎"。

30. 环跳

【别名】

膑骨，髋骨，分中，环各，髀枢，髀厌。

【定位】

在臀部，股骨大转子最凸点与骶管裂孔连线的外1/3与内2/3交点处。

【释义】

环，指圆形而有空之处。此穴位于臀部，臀如圆，中有凹陷处是穴，正如环状。跳，指跳跃。取穴时，当屈膝、屈髋，如跳跃状，故名环跳。

周楣声云：环，弯曲。跳，跃起，必须弯身环腿方可便于跳跃。指取穴时之体位及其能治环而难跳之腿病而言。环，同镮，镮为手镯。环腿难伸，不能跳跃，为腿病的必然之象。此为治腿病之要穴。且在取此穴时必须侧卧、屈上腿、伸下腿，穴处即出现凹陷，也与环跳之象相符。

高式国云：穴在肠股窝中，股骨嵌接之处。侧卧取之，膝微屈，腿微抬，此穴乃现。每见人当跳跃时，必先蹲身，屈其胯膝，则本穴形成半环形之凹隙。因名"环跳"。

31. 风市

【定位】

在股部，髌底上 7 寸：直立垂手，掌心贴于大腿上时，中指尖所指凹陷中，髂胫束后缘。

【释义】

市，为杂聚集结之处。此穴可治疗下肢风痹不仁、偏风半身不遂等风邪侵犯的病症，所以古人认为风邪集结于此，刺之可祛风，风市为祛风要穴。临床中，风市除了治疗下肢疾病，配合手法治疗耳鸣、耳聋等耳部疾病，亦有特效。

32. 中渎

【定位】

在股部，腘横纹上 7 寸，髂胫束后缘。

【释义】

中，指中间。此处足太阳脉、足少阳脉、足阳明脉三条并行，少阳脉行于中间。渎，指沟渠。此穴位于股外侧肌与股二头肌之间，如山间沟渠，故名"中渎"。

33. 膝阳关

【别名】

寒府，关阳，关陵，阳陵。

【定位】

在膝部，股骨外上髁后上缘，股二头肌腱与髂胫束之间的凹陷中。

【释义】

本穴位于膝关节外侧，故名"阳关"。意指膝关节的阳侧。治风痹膝痛不可屈伸，取此可通利关节。

34. 阳陵泉

【特异性】

足少阳胆经之合穴、下合穴，筋会。

【别名】

筋会，阳陵。

【定位】

在小腿外侧，腓骨头前下方凹陷中。

【释义】

阳陵，指膝部骨向外隆起。泉，本经经气自此处下注。故名"阳陵泉"。

35. 阳交

【特异性】

阳维脉之郄穴。

【别名】

别阳，足髎。

【定位】

在小腿外侧，外踝尖上 7 寸，腓骨后缘。

【释义】

周楣声云：阳，指阳经与阳气。交，见三阴交条。穴为诸阳脉之交会，又与少阳升发之气相应也。阳交为阳维之郄，又与足太阳、阳明相邻。《甲乙经》谓其"斜属三阳分肉间"，为四条阳经之依傍交会。交，又为震卦。《易暌》"交孚"，虞注："震，东方卦也。"东方阳春之气，正少阳之应也。

36. 外丘

【特异性】

足少阳胆经之郄穴。

【定位】

在小腿外侧，外踝尖上 7 寸，腓骨前缘。

【释义】

此穴位于本经阳交穴之外侧、肌肉丰满如丘之处。

37. 光明

【特异性】

足少阳胆经之络穴。

【定位】

在小腿外侧，外踝尖上 5 寸，腓骨前缘。

【释义】

杨上善曰："光明即眼也，少阳厥阴主眼，故少阳络得其名也。"双目为肝胆所主，而光明穴是足少阳与足厥阴的络穴，故名"光明"。

38. 阳辅

【特异性】

足少阳胆经之经穴。

【定位】

在小腿外侧，外踝尖上 4 寸，腓骨前缘。

【释义】

肢体外侧，统称"阳侧"。辅，为辅骨，即小腿骨，又分为内辅骨和外辅骨，分别对应胫骨和腓骨。此穴位于小腿外侧、腓骨前，故名"阳辅"。

39. 悬钟

【特异性】

髓会。

【别名】

绝骨，髓会。

【定位】

在小腿外侧，外踝尖上3寸，腓骨前缘。

【释义】

周楣声云：悬，悬挂，悬系；又钟锤与钟架均名悬。钟是乐器，又为钟铃。穴效如悬挂之钟，又当系带脚铃之处也。悬，通县，《说文解字》："县，系也。"钟锤名县，见《礼记·经解》。钟架亦名县，见《文选·长笛赋》。钟是乐器，与鼓并称。《诗经·小雅·钟鼓》："钟鼓将将。"人老则耳不聪，目不明，故称"钟漏俱歇"。即耳不能听钟声，目不能视漏刻。足少阳之脉入耳中，出耳前，穴对耳鸣有显效。钟必有县和悬而能鸣，又象小腿如钟之悬系和多动少静也。亦与儿童悬挂脚铃之处相当，故名。

高式国云：《白虎通·五行》："钟者，动也。"注："阳气动于黄泉之下，动养万物也。"养生家称为"黄钟"。本穴位于下肢，而能兼治上焦各症。犹《易·乾》所谓乾德之隐，得时飞跃，发挥钟聚之用也。本经沿人体外侧向下循行。本穴位置，未及于足，有如悬象，故名"悬钟"，又名"绝骨"。谓"绝骨"者，盖以本穴在胫腓二骨合并不着之处，中间隔绝，故名。此名义较"悬钟"为显，故后人呼"绝骨"者多，而唤"悬钟"者少。

40. 丘墟

【特异性】

足少阳胆经之原穴。

【定位】

在踝区，外踝的前下方，趾长伸肌腱的外侧凹陷中。

【释义】

隆起的外踝如同山丘，下有空虚的孔隙是穴位所在，即"丘墟"之义。

吴棹仙曰：丘墟乃足少阳胆经原穴。丘之大者曰墟。《诗经·邶风》"升彼墟也"，读上声，有升高之义。胆六腧穴至此，转而高升，故名丘墟。

41. 足临泣

【特异性】

足少阳胆经之输穴，八脉交会穴（通带脉）。

【定位】

在足背，第4、5跖骨底结合部的前方，第5趾长伸肌腱外侧凹陷中。

【释义】

见"头临泣"。

42. 地五会

【别名】

地五。

【定位】

在足背，第 4、5 跖骨间，第 4 跖趾关节近端凹陷中。

【释义】

足少阳脉有五穴（足窍阴、侠谿、地五会、足临泣、丘墟）位于足部，足与人体上部的"天"字辈穴位对应，故名地五。会，即交会。有古书言，肝脉太冲有络横连地五会，故名"地五会"。

周楣声云：地，指地气，足部。五，同伍，指五趾与地面风寒暑湿相互为伍之诸气。会，聚会与会合。意为地气会于足，而五趾亦为地之诸气所中也。《释名·释地》："地，低也。其体低下，载万物也。"《素问·至真要大论》："风行于地。"《千金要方·风毒脚气门》："夫风毒之气皆起于地。地之寒暑风湿皆作蒸气，足当履之，所以风毒之中人也必先中脚。"五，数也，同伍。《周礼·地官·小司徒》："五人为伍。"言风、寒、暑、湿之气皆会于地。足之五趾同伍，皆将受害，而取之于地五会皆将收效也。

高式国云：凡两经相交处之穴，曰会。本穴为足少阳之气与其他五经之气会合处也。以此之一，会彼之五，足方象地，故称"地五会"。

43. 侠谿

【特异性】

足少阴胆经之荥穴。

【定位】

在足背，当第 4、5 趾间，趾蹼缘后方赤白肉际处。

【释义】

侠，见侠白。谿，见阳谿。此穴位于足小趾与次趾间夹隙中。故名"侠谿"。

44. 足窍阴

【特异性】

足少阳胆经之井穴。

【定位】

在足趾，第 4 趾末节外侧，趾甲根角侧后方 0.1 寸。

【释义】

周楣声云：穴为足部对阴窍诸病有关之穴。本穴对咳逆、喉痹、舌强、口干、耳聋等病有效，与头窍阴的功用有其相近之处。《灵枢·根结》："少阳根于窍阴，结于窗笼，窗笼者耳中也。"足之窍阴与头之窍阴，更可上下相应矣。《素问·阴阳应象大论》："阴味出下窍。"注："味有质，为下流便尿之窍。"对前后阴之阴窍病，当也有作用。

第 12 章　足厥阴肝脉

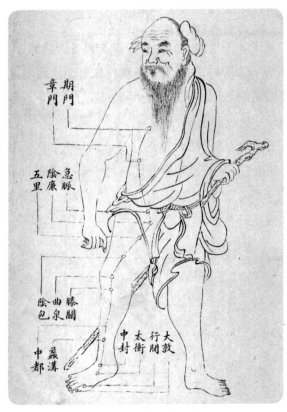

足厥阴肝脉图

肝足厥阴之脉，起于大指丛毛之际，上循足跗上廉，去内踝一寸，上踝八寸，交出太阴之后，上腘内廉，循股阴，入毛中，环阴器，抵小腹，夹胃，属肝，络胆，上贯膈，布胁肋，循喉咙之后，上入颃颡。连目系，上出额，与督脉会于巅。

其支者，从目系下颊里，环唇内。

其支者，复从肝别贯膈，上注肺。

肝

肝，从干。干字的金文是一种攻守兼备的武器，上有尖叉进攻，中部有盾牌防御。《黄帝内经》谓肝为"将军之官"，故以武器象征肝脏之性。干者，木也，肝五行属木。综以上两点，故以"肝"字。

牛德禄：从月（肉），干声，是形声字。"干"边岸侧也。《诗经·伐檀》："坎坎伐檀兮置之河之干兮。"肝在心之右下居边居侧；另"干"，胁也，胁两旁肝居胁下其脉布于两胁。"干"准确地表现了肝在体内的位置。

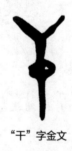

"干"字金文

1. 大敦

【特异性】

足厥阴肝经之井穴。

【别名】

水泉，大训，大顺。

【定位】

在足趾，大趾末节外侧，趾甲根角侧后方 0.1 寸。

【释义】

大，是大脚趾的简称，也可以认为有博大的含义。敦，敦厚，有厚重之义，如土。《素问》中说："土曰敦阜。"王冰注：敦，厚也；阜，高也。此穴位于足大趾，人踮脚、跳远时，大趾有承重之能，可受自身重力，如土地载物，有敦厚之象，故名"大敦"。故名"大敦"。

2. 行间

【特异性】

足厥阴肝经之荥穴。

【定位】

在足背，第 1、2 趾间，趾蹼缘后方赤白肉际处。

【释义】

通常来说，行间穴名，解释为经脉之气行于两趾之间，故名"行间"。然而，行，作为一个多音字，如果读作"háng"，是否存在另一种解释的可能？有学者认为，肝为将军之官，可从古代军队编制来理解。军中，五人为伍，五伍二十五人为一行（háng），行伍一词也就是这么来的。足部有 5 趾，若将足部分为 5 个区域，每一区包括趾骨、跖骨、楔状骨（或舟骨、骰骨），约五块骨头，合五之数，除去跟骨、距骨共 24 块骨，约为"一行"之数。而本穴处于其间，故名行间（háng jiān）。

3. 太冲

【特异性】

足厥阴肝经之输穴。

【别名】

大冲。

【定位】

在足背，第 1、2 跖骨间，跖骨底结合部前方凹陷中，或触及动脉搏动。

【释义】

太，具有极端的含义，如太古、太始；冲，即动。《医经理解》："太冲，言有动脉上冲也。"又同"衝"，《说文解字》解释其为通道。太冲穴所在位置有动脉搏动，又位于两跖骨之间，如交通要冲，故名"太冲"。从临床来看，太冲是疏泄气机之大穴，通调一身气血，正应太冲之义。与合谷穴统称为"四关"。

太冲穴与冲脉关系密切，《灵枢·逆顺肥瘦》："夫冲脉者……其下者，并少阴之经，渗三阴；其前者，伏行出跗属，下循跗入大指间，渗诸络而温肌肉。"可见冲脉的下行至足背，入足大趾与次趾之间，太冲的命名想必也与冲脉循行至此有关。

王冰谓："太冲者，肾脉与冲脉合而盛大，故曰太冲。"王冰的解释在《内经》亦有佐证,《素问·水热穴论》:"……此肾脉之下行,名曰太冲。"

除上述三种说法,还有学者因为太冲一词常见于道家典籍之中,从哲学角度进行解读,此处不再赘述。

4. 中封

【特异性】

足厥阴肝经之经穴。

【别名】

悬泉。

【定位】

在踝区,内踝前,胫骨前肌肌腱的内侧缘凹陷中。

【释义】

中封穴的定位如同养老、环跳穴一般,需在特定体位时取穴。《黄帝明堂经》《针灸甲乙经》都记载此穴"仰足取之陷者中,伸足乃得之",是因为中封穴被筋肉封藏,取穴时踝关节要背伸,足趾屈曲。由体表解剖知识可以知道,封藏穴位的分别是靠内侧的胫骨前肌肌腱与靠外侧的蹋长伸肌肌腱。此穴居两大筋所封藏之处,故名"中封"。

5. 蠡沟

【特异性】

足厥阴肝经之络穴。

【别名】

交仪。

【定位】

在小腿内侧，内踝尖上5寸，胫骨内侧面的中央。

【释义】

蠡，瓢也，瓠瓢，用一种形似葫芦的植物做的瓢。沟，为沟渠。比喻瓠瓢在水中漂浮不定之样子。故蠡沟穴名意为湿气弥漫漂浮之状。蠡沟穴祛湿作用显著，古人多用蠡沟治疗湿邪所致的疾病。如《针灸甲乙经·卷之十二·妇人杂病第十》谓："女子疝，小腹肿，赤白淫，时多时少，蠡沟主之。"

值得一提的是，蠡沟虽为络穴，与足少阳胆之脉相通，但根据文献记载并无治疗胆病的功用。

周楣声云：蠡，瓢也，又贝壳名。沟，见支沟条。谓穴在形如瓢缘处之沟中也。《广雅·释草》："匏，瓠也。"《说文解字》："匏，瓠也。"段注："匏，判之曰蠡，曰瓢。"即合之为匏；分之为瓢，为蠡。《汉书·东方朔传》："以蠡测海。"杨上善曰："蠡，瓢勺也。胻骨之内，上下虚处，有似瓢勺渠沟，此因名曰蠡沟。"小腿后方肌肉丰满，其形如瓢，穴在其下际沟中，固形似而得名。又贝壳亦名蠡，形义亦通。

高式国云：蠡，水族之阴类也。沟，凹渠之阴象也。本穴在胫骨与腓肠肌之间，为足厥阴经之络，与足少阳之络"光明"相应。喻"光明"犹明珠，腓肠肌俯覆如蠡（蚌壳），故名为"蠡沟"。"光、蠡"二穴，谊犹子母，用于治疗，取其和谐，诊症时两穴（光明、蠡沟）可以互参。

6. 中都

【特异性】

足厥阴肝经之郄穴。

【别名】

中郄，太阴，大阴。

【定位】

在小腿内侧，内踝尖上 7 寸，胫骨内侧面的中央。

【释义】

中，一指位置，位于小腿内侧居中处；二指重要性。都，有统帅的含义。根据古代文献记载，中都穴主要用于治疗痹证、崩漏等疾病，具有通经活络、收敛固涩的功用。此穴是治疗妇科崩漏、恶露不止等疾病的重要穴位，充分体现了肝统帅气血的生理特点，这与其命名含义相符。然而，现代中都穴主要用于治疗口腔部的疼痛、腰腿痛，治疗崩漏等疾病无详细记载，值得在临床上进行尝试。

周楣声云：中，参中封条，又指中间。都，参大都条，又为统帅之意。中都，古官府名，地名。意为穴当小腿之中，为肝经脉气之都会与统帅肝经脉气之郄穴。《后汉·樊准传》："中都官吏，在京师之官吏也。"多处古地名均有中都之称。以穴位之所在与经气之所聚而比譬命名（穴名与中封同义，可以改称胻肪都，以示区别）。

高式国云：都，聚也，丰也。又泽中有丘曰都。足厥阴之筋，上循胫上，结于内辅骨之下。其处肌肉丰起。本穴直上有足太阴之"阴陵泉"，下有本经之"蠡沟"，后有"漏谷"，前有足阳明之"条口""巨虚"。四周诸穴，具有凹下如泽之意。本穴当其正中，犹泽中之丘也。颇合"都"字之义。更以本穴位于踝膝折中之处，故名之以"中"，而曰"中都"。

7. 膝关

【别名】

阴关。

【定位】

在膝部，胫骨内侧髁的下方，阴陵泉后 1 寸。

【释义】

桼，同黍，本义为木中的汁液，古人从漆树中取汁作为涂料。漆，又有粘连、连接之用，如成语"如胶似漆"。膝关节如同漆用于连接大小腿骨，故改用肉月旁，成为膝字。本穴在膝关节处，上下骨节交折之处，如同贯通上下的关口，故名"膝关"。

8. 曲泉

【特异性】

足厥阴肝经之合穴。

【定位】

在膝部，腘横纹内侧端，半腱肌肌腱内缘凹陷中。

【释义】

曲，屈曲，指此穴在膝关节屈曲之处。此穴为足厥阴肝脉合穴，属水，且居于凹陷处，故名"曲泉"。有学者言其经气深邃如泉，故名。

而根据现代研究，曲泉穴能促进胆汁分泌，如水源之泉。也可牵强附会一番。

9. 阴包

【别名】

阴胞。

【定位】

在股前区，髌底上 4 寸，股薄肌与缝匠肌之间。

【释义】

阴包位于人体下部，字面来看包含收涩之意，临床中确有此功效，如《普济方·针灸》:"治遗溺不禁，穴阴包"。另有"包"同"胞"，阴胞，即子宫、膀胱。《针灸资生经·第七·月事》:"阴包，疗月水不调。"《普济方·针灸》:"治小便不利，穴阴包。"这些都体现了阴包穴调经止痛、利尿通淋的功用。故名"阴包"。

10. 足五里

【别名】

五里。

【定位】

在股前区，气冲直下 3 寸，动脉搏动处。

【释义】

见"手三里"。

11. 阴廉

【定位】

在股前区，气冲直下 2 寸。

【释义】

阴，指阴部。廉，本义为厅堂的侧边，后引申为边隅、棱。此穴位于前阴部耻骨下方的边缘有棱处，故名"阴廉"。

12. 急脉

【别名】

羊矢。

【定位】

在腹股沟区，横平耻骨联合上缘，前正中线旁开 2.5 寸。

【释义】

急脉穴位于大腿根部内侧，局部有股动脉搏动应手，故称"急脉"。

姚止庵在《素问经注节解》中写道："急脉……按之隐指坚然，甚按则痛引上下也，其左者，中寒则上引少腹，下引阴丸，善为痛，为少腹急，中寒，此两脉皆厥阴之大络通行其中，故曰厥阴急脉，即睪之系也，可灸而不可刺，病疝少腹痛即可灸。"腹中寒急痛，灸此穴可以祛寒舒急，也可作为"急脉"命名的解释。

13. 章门

【特异性】

脾之募穴，脏会。

【别名】

长平，胁髎，季胁，脾募，肘髎，肘尖，后章门，季肋。

【定位】

在侧腹部，在第 11 肋游离端的下际。

【释义】

章，为林木。肝属木，章门，即肝之门户。此穴为肝之气输注于胸腹部之处，故名"章门"。

周楣声云：章，文采貌；山丘上平者亦曰章；又是障的意思。门，为守护与禁要之处。指季肋形如平顶之丘，穴在其下方，为章身之衣与屏障内脏的门户。章，采也。《书·皋陶谟》："五服五章哉。"《左传·闵公二年》："衣，身之章也。"故古称礼服为章服。《尔雅·释丘》："上正章丘。"疏："章之言正也。谓丘形平正。"《释山》："上正章。"疏："山上平，一作山正郭，山正障。郭与障皆通假字。"门，禁要守护也。《广雅·释诂》："门，守也。"《淮南子·原道》："万物有所生，而独知守其门。"《白虎通·五祀》："门以闭藏自固也。"《难经·第四十五难》："脏会季肋。"注："季肋，章门穴。"章门者，穴处犹如平顶之山丘，为衣服章身之处，更为内脏之屏障也。

高式国云：章，障也。《礼记》："四面有章。"犹云：障碍之也。本穴治癥、瘕、疝、痞，及脏气郁结之症，取之，犹开四障之门，以通痞塞之郁气也。故名"章门"。

14. 期门

【特异性】

肝之募穴。

【别名】

肝募。

【定位】

在胸部，第 6 肋间隙，前正中线旁开 4 寸。

【释义】

期门穴的"期"，如同行间穴的"行"一样，都是多音字。若是读作"qī"，据周楣声先生考证，期门是汉代负责守卫的武官名，他认为在此用来作为肝为将军之官的比譬。若是读作"jī"，指周期，正如《针灸问对》所云："十二经始于手太阴之云门，以次而传，终于足厥阴之期门。"即十二经脉循行一周而入此门，如此周而复始，如环无端。在这个意义上"期"也写作"朞"。故名"期门"。

第13章　任　脉

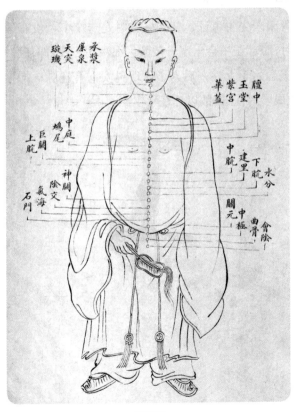

任脉图

任脉者，起于中极之下，以上毛际，循腹里，上关元，至咽喉，上颐，循面，入目。

任

任，从壬，壬字的本义指"妇女怀孕"，所以才有"妊娠"一词，指"怀孕"。壬字金文的竖线为腹部中线，上有一点为肚脐。任脉循行路径，同此竖线。

据胥荣东先生考证，任和妊古时是一个字，没有区分。妇人怀孕时，腹部正中会出现一条颜色很深的竖线，即任脉。所以，任脉的概念始于女性，后为了体现男女都有任脉，把女字旁的"妊"改成了"任"，故以"任"字。

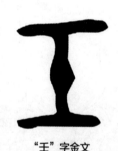

"壬"字金文

1. 会阴

【别名】

下阴别，屏翳，金门，下极，平翳，海底。

【定位】

在会阴区，男性在阴囊根部与肛门连线的中点。女性在大阴唇后联合与肛门连线的中点。

【释义】

会阴的含义可以从两个方面去理解。其一，从身体部位来看，会阴穴正当前阴与后阴之间，是两阴相会之处。其二，从经脉的角度来看，任脉为阴脉之海，统摄全身诸阴脉，会阴穴是任脉的发端，也是冲脉的起始，阴气会聚，故名"会阴"。

会阴穴的临床主治也与阴部相关，如《针灸甲乙经》："小便难，窍中热，实则腹皮痛，虚则痒瘙。""男子阴端寒，上冲心中佷佷。"

2. 曲骨

【别名】

尿胞，骨端，屈骨端，回骨，耳骨。

【定位】

在下腹部，耻骨联合上缘，前正中线上。

【释义】

此穴位于耻骨联合上缘，其耻骨上缘弯曲，古人称为曲骨，穴位同名，故名"曲骨"。

3. 中极

【特异性】

膀胱之募穴。

【别名】

气原，玉泉，膀胱募，气鱼。

【定位】

在下腹部，脐中下 4 寸，前正中线上。

【释义】

中，指中点。极，为极限，指程度。此穴当一身上下长度之中点，亦是左右之中点，为人体的最中心，故名"中极"。

中极，在古代天文学中指北极星，被视为最高、最尊的众星之主。故有学者认为，中极内应胞宫、精室，都是人体极内之处，如人身之星主，故借星命名。

4. 关元

【特异性】

小肠之募穴。

【别名】

下纪，次门，三结交，丹田，大中极，关原，中大，大海，溺水，大涧，昆仑，持枢，五城，产门，脬秩，子处，血海，命门，血室，下肓，精露，利机，子户，胞门，子宫，子肠，肓之原，气海。

【定位】

在下腹部，脐中下 3 寸，前正中线上。

【释义】

周楣声云：关，指关藏，关闭，机关。元，指元气。意为下焦元阴元阳关藏出入之所。关，是闭藏之意。《周礼·地官》："关，界上之门。"亦为枢机开合之关。元，气之始也。《易·乾》："大哉乾元。"元气，天气也。《楚辞·守志》："食元气兮长存。"《玉篇》引何休云："元者，气也。"《黄庭中景经》："方圆三寸名关元。"李注："关元在脐下三寸，一名关明，一名液门。男子藏精之阁，女子藏胞之宫。"《申鉴》："善养性者得其和，邻脐三寸谓之关。"均系指此而言。

高式国云：本穴为人身阴阳元气交关之处，为养生家聚气凝神之所。亦即《老子》所谓"玄之又玄，众妙之门"也。此处后人称为"下玄关"。古时"玄"与"元"通。颠倒读之，即为"玄关"。古人多于此等穴位守秘，故意颠倒其词，隐玄关，而称"关元"。其所治症，多为有关大体之虚证，如遗精、阳痿、尿频、癃闭，以及女子月经不调诸症多取之。按"元"字之义，本也，原也，端也，至大也，至始也，《周易》"乾元"指乾之全体。"坤元"指坤之全体。"关"，门也，又出入之孔道也。唐容川谓："'关元'谓元阴元阳交关之处。即先天之气海也。"

5. 石门

【特异性】

三焦之募穴。

【别名】

利机，精露，丹田，命门，端田。

【定位】

在下腹部，脐中下2寸，前正中线上。

【释义】

周楣声云：石，指坚硬与不能生长谷物之处。门，见云门条。石门，地名，山名。谓其能绝生育与可治腹部坚硬如石之病。石门古地名。《左传·隐公三年》："盟于石门。"又山名。不能生长谷物的土地称为石田。《左传·哀公十一年》："得志于齐，犹获石田也，无所用之。"故生理发育不全不能生育的女性称为石女。刺之有使人不孕之说，故名。石瘕，古病名。《灵枢·水胀》谓石瘕生于胞中，月事不以时下，腹日以大，状如怀子。此正为治疗石瘕之门户也。

高式国云：石者，喻坚固也。门者，非仅通行之孔道，《白虎通》谓："门以闭藏自固也。"如深山蕴玉，称为宝藏，储藏货财，大者曰宝库，小者曰石柜。人之子宫精室，犹蕴楼之藏也。有此封藏之闭，乃能蕴育种子，以待发生成长，故喻此表面穴位为"石门"。即犹石室之门也。针家多云，刺本穴可使人绝育，孕妇则能坠胎。更有谓深刺重刺，则能断孕，浅刺轻刺，反使人受孕。盖深之重之，抑制之也。浅之轻之，兴奋之也。则本穴内应子宫精室之义，更显然矣。又女子天阉，称为石女。盖古人先得此"石"字之义矣。

6.气海

【别名】

脖胦，丹田，下肓，下言，气泽，膊胦，季胦。

【定位】

在下腹部，脐中下1.5寸，前正中线上。

【释义】

周楣声云：气，指人身的元气与各种气病。海，是广大深远之意。穴处为人身生气之海，且能主一身之气疾。《灵枢·阴阳清浊》谓："肺之浊气，下注于经，内积于海。"故《灵枢·营卫生会》谓："气出于下焦。"因此，人身之生气出于脐下，充塞周身。《管子·心术》："气者身之充也。"《淮南·原道》："气者生之充也。"充，塞也，无处不至也。《灵枢·五味》："其大气之搏而不行者积于胸中，命曰气海。"乃是指膻中为上气海而言。上下相应，气有泉源，自然川流不息矣。

高式国云：本穴与肺气息息相关，为腹部纳气之根本。苟气海处不做吸引，则中气不能达于脐下。男子腹呼吸，全赖气海为之鼓荡，乃有吐纳也。养生家调息，绵绵若存，动而愈出者，全在于此。故养生家以本穴为大气所归，犹百川之汇海者。故名"气海"。又以本穴能助全身百脉之沟通，凡气之所至，血乃通之，故中医常云：气为血之帅。

7. 阴交

【别名】

少关，横户，少目，丹田，小关。

【定位】

在下腹部，脐中下1寸，前正中线上。

【释义】

阴交穴为足少阴肾脉与任脉、冲脉之交会。任脉行于胸腹，腹为阴；冲脉为血海，亦为阴。因冲、任、肾脉俱属阴，故名"阴交"。

8. 神阙

【别名】

脐中，脐孔，气合，气舍，气寺，维会，命蒂。

【定位】

在脐区，脐中央。

【释义】

此穴位于脐中，肚脐为脐带脱落后结成的小窝，胎儿在母体中时，依赖脐带吸收生长发育所需的气血物质。是人体先天、后天转变的关键，最具神意。

阙，本义为门观（即站在其上可以远观），古代皇宫大门、神庙、陵墓前两边供瞭望的楼，或竖立的石雕，都称为"阙"。平民百姓的家门口是没有"阙"的，只有贵族门前才建有"阙"，以示尊卑有别。后泛指宫阙，为宫门的代称。此处为神意所居的宫阙，故名"神阙"。

阙，又同"缺"，指缺口。肚脐为一凹陷的小窝，形同缺口，故名。

9. 水分

【别名】

中守，中管，分水。

【定位】

在上腹部，脐中上 1 寸，前正中线上。

【释义】

《针灸聚英》："穴当小肠下口，至是而泌别清浊，水液入膀胱，渣滓入大肠，故曰水分。"饮食水谷至此分清浊，所以认为水分穴有分利水湿、利水消肿的作用，如《千金翼方》："胀满，绕脐结痛，坚不能食，灸中守百壮。在脐上一寸，一名水分。"《千金翼方》："主水肿胀满，不能食，坚硬，灸日七壮，至四百即止。"故名"水分"。

高式国先生认为水分穴分清浊的特性，与穴位内应的胰脏和横结肠有关，有待研究证明。

10. 下脘

【别名】

下管。

【定位】

在上腹部，脐中上2寸，前正中线上。

【释义】

下，是与中、上对应的位置关系。脘，是胃内的空腔，《正字通·肉部》："胃之受水谷者曰脘"。脘又同宛，弯曲之义。根据胃腑的体表投影，上脘、中脘、下脘分别指胃腑的三个弯曲处。下脘位于脐上2寸，内应胃底大弯；中脘位于脐上4寸，内应胃小弯处；上脘位于脐上5寸，内应胃之贲门。

上脘、中脘、下脘3穴主治胃部疾病，《灵枢·四时气》："饮食不下，膈塞不通，邪在胃脘，在上脘则刺抑而下之，在下脘则散而去之。"《素问·通评虚实论》："腹暴满，按之不下，取手太阳经络者，胃之募也。"《素问·气穴论》："背与心相控而痛，所治天突与十椎及上纪，上纪者胃脘也。"王冰注："谓中脘也。"《甲乙经》谓下脘主"食饮不化，入腹还出"；中脘主"心下大坚""腹胀不通,寒中伤饱,食饮不化";上脘主"心痛有三虫,多涎,不得反侧""心下有隔,呕血"。

主治即所在局部病变,故以定位命名。

11. 建里

【定位】

在上腹部,脐中上 3 寸,前正中线上。

【释义】

周楣声云:建,建立,建树,强健。又顺流而下亦谓之建。里与里通。言其可以建立中焦之里气,水谷亦由此流入腹里也。树立谓之建,顺流而下亦谓之建。建又与健通。《史记·高帝纪》:"犹居高屋之上建瓴水也。"穴当水谷流入于胃里所由之处,而中焦之里气亦得以建立,脏腑因之而强健,有如建中汤矣。

高式国云:建者,筑也,置也。里者,居也,止也。《灵枢·胀论》云:"胃有五窍者,闾里门户也。"张景岳谓"咽、贲、幽、阑、魄",五者皆胃气之所行也。本穴治胃痛呃逆、不欲食、胸中苦闷等症,后人演得经验,兼取"内关",用以安定闾里,通彻门户,而和中也。不愈,则检取他穴,促使吐泻,以逐外邪。但愈后仍须补此,即安内重在善后也。凡属胃中不安之症,本穴皆可为力,俾以奠定闾里,而人得安居也。故曰"建里"。

12. 中脘

【特异性】

胃之募穴,腑会。

【别名】

上纪，胃脘，大仓，太仓，胃管，三管，中管，中碗。

【定位】

在上腹部，脐中上 4 寸，前正中线上。

【释义】

见"下脘"。

13. 上脘

【别名】

上管，胃管，胃脘，上纪。

【定位】

在上腹部，脐中上 5 寸，前正中线上。

【释义】

见"下脘"。

14. 巨阙

【特异性】

心之募穴。

【别名】

巨缺，巨送。

【定位】

在上腹部，脐中上 6 寸，前正中线上。

【释义】

若是将胸腹部比作一个建筑群，此处喻为"巨阙"。巨，有巨大之义。阙，见"神阙"。若从字面含义来理解，巨阙，为巨大的宫门、楼观。正如巨阙穴所处的位置，上应膈肌，为胸腹交界之处。

巨阙，又为古剑名。曹植《宝刀赋》："踰南越之巨阙，超西楚之太阿。"高式国先生言巨阙剑是"除暴戡乱"的兵器，位于此处，犹如"仗剑立朝，清除君侧"，可治疗胸腹部"清浊相干，不得宁静"的病症，如胸满、吐逆、痰饮、心痛等。

需要注意的是，针刺巨阙穴时，当谨慎施针，要求患者平卧，双臂举过头顶，引膈肌上提，减少伤及内里的风险。高式国先生曾叮嘱，误刺此穴伤及膈肌，反而会导致患者呃逆不休。

15. 鸠尾

【特异性】

任脉之络穴。

【别名】

尾翳，骭，神府，骭，尾，骭鹘，骭骭，臆前。

【定位】

在上腹部，剑胸结合下1寸，前正中线上。

【释义】

鸠尾，指鸠鸟的尾部。王冰注："鸠尾，心前穴名也。其正当心蔽骨之端，言其骨垂下如鸠鸟尾形，故以为名也。"鸠尾穴名描述了穴位所处位置的形态。周楣声先生将胸骨柄看作鸟头，胸骨体如鸟身，两侧肋骨形同鸟翼。鸠尾穴位于胸骨剑突中垂之处，正如鸟尾垂蔽。故名"鸠尾"。

再进一步想，有那么多种鸟儿，为什么古人独用鸠鸟的尾部来命名此穴呢？鸠鸟是古时的"敬老"鸟，根据《周礼》记载，每年农历年终大祭之后，朝廷中掌管鸟事的官员，就开始准备捕网，在仲春时，将捕获的鸠鸟献给天子，再由天子赠送给自己国家的老人，以示尊老敬老。古人认为鸠鸟鸣叫婉转，咽喉通畅，送老人鸠鸟，就是祝愿老人食道通畅，饮食无阻，身体健康。鸠尾穴内应食道，且主治咳逆，故以鸠鸟命名。

与巨阙穴相同，针刺鸠尾穴时，也当谨慎施针，要求患者平卧，双臂举过头顶，引膈肌上提，减少伤及内里的风险。

16. 中庭

【定位】

在胸部，剑胸结合中点处，前正中线上。

【释义】

周楣声云：中，中间。庭，宫廷，庭堂。言穴居玉堂之下，胸腹之间，犹如堂中之庭也。天子布政之宫为明堂，明堂之中为中庭。《洪范·五行传》："于中庭祀四方。"堂下亦为庭。《礼记·檀弓》："孔子哭子路于中庭。"道经则以心田为中庭。《黄庭内景经》注："三田者，上天田，中心田，下丹田。上庭受精气于下，中庭受精气于上，下庭受精气于中。"中庭之名也可由此而来。

高式国云：穴在蔽骨之凹隙处。蔽骨犹屏门，"中庭"则庭除也。又屋之正室为庭。本穴两旁为足少阴之"步廊"穴。犹主室之旁，房廊相对也。如此者，则形成空庭院落。不然，"步廊"二字，在人体有何取意。盖古人所譬，心为主人，则胸廊为其庭院，再进则升堂入室矣。故喻本穴为"中庭"。其所治症为喘嗽、支满、呕逆、噎膈等症。俱属胸廓不舒，神情烦闷之类。以中医理论揆之，凡属内因自乱，而非外邪干扰者，本经膈上诸穴，均可采用，用以安内，非以攘外也。"中庭"之穴，仅是本经行入神志门庭之初步，命名之意，可审思之。则胸腔部分诸穴，皆为调理神志之用。以其居人体上清之位也。

17. 膻中

【特异性】

心包之募穴，气会。

【别名】

元儿，胸堂，上气海，元见。

【定位】

在胸部，横平第 4 肋间隙，前正中线上。

【释义】

膻，读作 dàn 时，文献中时用"袒"字表示，"袒"本义为衣缝开裂，如"袒胸露臂"。古人以"膻"为"袒"是借用已有的音近字表达所想表达的字义。"袒"字在现代更为通行。而"膻"几乎成为"膻中"的专用字。膻，由袒露又引申为胸，膻中即胸中，故名"膻中"。

膻，读作 shān 时，在古时有单独用字"羴"，三羊叠加，表示羊臭，无关穴位，不做讨论。

膻中穴主治胸中疾患，如《备急千金要方》："主胸心痛""主咳嗽"。膻中穴主治即所在局部病变，故以定位命名。

18. 玉堂

【别名】

玉英。

【定位】

在胸部，横平第3肋间隙，前正中线上。

【释义】

周楣声云：玉，食玉、贵重之意。堂，见神堂条。玉堂为宫殿之美称，又泛指富贵之家，借喻其地位之高贵。玉堂，汉代殿名，未央宫、建章宫内皆有玉堂，指宫殿之华丽。道经指其为肺之宫室。《黄庭内景经》注："肺为玉堂宫。"《老子中经》："肺为玉堂宫。"《释名·释宫室》："堂谓堂堂，高显貌也。"其上方为紫宫，下通中庭，乃宫殿中之庭堂也。

高式国云：玉，贵称也。堂，正室也，即主人治事处也。犹衙署正厅称为大堂，法官执事，称为过堂，又称人家长为堂上。古人以心为中主，故尊心之所居，为"玉堂"。此之所谓心者，即胸腔中正之气也。

19. 紫宫

【定位】

在胸部，横平第2肋间隙，前正中线上。

【释义】

周楣声云：紫，尊贵的颜色。宫，王者之所居。紫宫，帝王的居室，指穴下为心君常居之处。紫宫，星名，亦称紫微，天帝的居室，也指帝王的宫禁。司马贞《史记索引》引元命包曰：

"紫之言此也，宫之言中也。言天神运动，阴阳开闭，皆在其中也。"《淮南子·天文》："紫宫者，太乙之居也。"此处则指其为心之居室而言。《管子·心术》："心也者，智之所舍也，故曰官。"又曰："洁其宫。"注："心之宅，犹灵台也。"与灵台前后相对，更见其地位之高贵，为心主之宫城。道经称心为绛官，义亦可通。

高式国云：本穴在"华盖"之下。《黄庭经·华盖注》谓："华盖之下多清凉。"即以清凉之气引动肾气上布"紫宫"。按《洛书》："离为九紫。"离属心火，紫为阳极之色，物极必反，而现胜己者之化。故紫色较赤色为黯。黯，近于黑。黑，属水，水能克火，故曰胜己。宫，为尊长之居，故曰"紫宫"。《黄庭经》又云："心为绛宫田。"绛色为阳之正，紫色为阳之极。阳极则反阴，犹政令之极，则为严秘。故君主有宣室，犹枢秘院掌政令之秘，在未施行时，反象严秘之阴。故本穴治症，为胸满、气逆、烦闷、呕咳等阳中之阴证，治多同于"玉堂"。

20. 华盖

【定位】

在胸部，横平第1肋间隙，前正中线上。

【释义】

周楣声云：华，同花，华丽。盖，覆盖，伞盖。华盖，星名，又是帝王出入的宝伞。肺亦名华盖，象其覆于心上也。华盖，星名。《晋书·天文志》："大帝上九星，曰华盖。"《古今注·舆服》："华盖，黄帝所作……常有五色云气，金枝玉叶，止于帝上，有花葩之象，因而作华盖也。"《素问·痿论》："肺者，脏之长也，为心之盖也。"

《灵枢·九针》："肺者五脏六腑之盖也。"华元化曰："肺者生气之原,乃五脏之华盖。"道经以眉与肺均称华盖。《黄庭内景经》天中章："眉号华盖覆明珠。"注："眉之名华盖者,以其覆盖守目之精神也。"肺部章："肺部之宫似华盖。"注："肺气乃心之保障,一时无间于位,是为心之华盖。"肝气章注："华盖,肺也。"以其形象和位置而得名。

高式国云:《黄帝内经》："肺者藏之盖也。"按盖具履护之意,犹屋宇之覆护内容也。揆之人体,肺脏居胸腔之最上,故养生家喻之为华盖。创穴名者,体会此意,即名本穴为"华盖"。《天文应象·注》谓:"华盖七星,其柄九星,列如盖状,以荫帝座。"正与肺之覆护心脏意同。人身五脏,肺喜清凉。《道藏》曰:"肺部之宫似华盖,过华盖下且清凉。"详过、且二字之意,非仅谓其部位处清凉,且此外更须得清凉之气以济之也。华,繁盛也。人身正常之气,行驶至此,为阳之盛极。

21. 璇玑

【定位】

在胸部,胸骨上窝下1寸,前正中线上。

【释义】

周楣声云:璇,同旋。玑,同机。璇玑,星名,又是古代观察天文的仪器。指其为旋转为枢机,象喉骨之转动。璇玑,星名。《史记·天官书》："北斗七星,所谓璇玑玉衡,以齐七政。"璇,又同璿。《史记索引》引马融云:"璿,美玉也。玑,浑天仪,可旋转,故曰机。衡,其中横箫。以璿为机,以玉为衡。"

《黄庭内景经》:"璇玑玉衡色阑干。"注:"璇现星枢,玉衡斗柄。"又曰:"喉骨环圆,转动之象也。"《黄庭外景经》:"璇玑悬珠环无端。"注:"璇玑运转,炁脉流通,无复休竟。"璇玑乃北斗七星中天璇、天机之合称,适当喉骨转动之下方也。

高式国云:北斗第二星为璇,第三星为玑。北斗自转,璇玑随之。故测天文之仪器,名曰浑天仪。仪上枢轴,亦名璇玑。其轴总摄全仪旋转动力之源。人之胸腔,犹浑天仪之笼廓。本穴居胸腔之上部,犹璇玑之持衡(即把柄也),因名本穴为"璇玑"。养生家以"璇玑"为喉骨环圆动转之象,文学家以璇玑为珠玉之别称,均喻其为圆润光滑也。

22. 天突

【别名】

玉户,天瞿。

【定位】

在颈前区,胸骨上窝中央,前正中线上。

【释义】

天,为上部。突,为烟囱,有成语"曲突徙薪",意指提前改建烟囱、搬走柴草以预防火灾。天突穴内应气管,状如烟囱。早见于《黄帝内经·灵枢》记载:"黄帝曰:卫气之留于腹中,搐积不行,菀蕴不得常所,使人支胁胃中满,喘呼逆息者,何以去之?伯高曰:其气积于胸中者,上取之,积于腹中者,下取之,上下皆满者,旁取之。黄帝曰:取之奈何?伯高对曰:积于上,泻人迎、天突、喉中⋯⋯"胸腹中有气满者,可行针泻天突等穴。

本穴喻名"天突"，是胸腹向上的气口，效如烟囱，故名。

23. 廉泉

【别名】

本池，舌本，结本。

【定位】

在颈前区，喉结上方，舌骨上缘凹陷中，前正中线上。

【释义】

"廉泉"，是舌下生津液之本，舌下津液，由此而生，乃任脉自下行者，入交于舌之下，而生津液，有泉之象焉。所得不多，非在外之水，乃一身经脉所成。修养者，吞咽之水，即此泉之水也，故曰"廉泉"。

周楣声云：廉，见上下廉条。泉，见各泉穴条。廉泉，水名。穴当喉结上缘有棱之处，有如吐液之泉源。《灵枢·胀论》："廉泉玉英者，津液之道也。"张注："玉英谓唇内之龈交穴。"而廉泉则为唾液所聚之处。

高式国云：舌下孔窍，名曰"海泉"。人口津液出此。本穴在结喉上缘，凹陷处。内通舌下"海泉"。刺本穴，口可生津，故喻之为"濂"。"濂"，为潮水最盛之词。我国旧俗，以中秋节后数日为濂水之期，期间潮水最大，简称濂水，因名此穴为"廉泉"。濂，音廉，义同。先哲有言："在气道滋之以津，在食道济之以泽。"源源为津，沛然曰泽。养生家以口喻海，舌下有穴，名曰"海泉"。下颚舌前凹处，喻为"天池"，又名"华池"。喻舌为赤龙。以舌搅扰口中，即可生津，俗名"赤龙搅海"。本穴内通喉咽，上达颚池，以舌搅口，可以生津润燥，与手少阳经之"液门"，有同功焉。本穴为阳维与任脉之会穴，故其功用偏于阴也。余曾体会天池之水，源源若泉，经过咽喉，降沥胸腹。内润脏腑，外泽肌腠。犹地泉之水，渗透上滋也。《针灸大成》谓本穴治咳嗽、上气、吐沫、难言、舌下肿、舌根缩急、口疮、舌强涎出、不能食诸症。均取其功用在舌与水也，故名"廉泉"。

24. 承浆

【别名】

天池，鬼市，悬浆，羡浆。

【定位】

在面部，颏唇沟的正中凹陷中。

【释义】

承浆穴在面部颏唇沟中点凹陷中，内通舌下，舌下渗透出的涎液，养生家成为琼浆玉液。涎液流出，聚集于下唇内部，外应承浆穴，故名"承浆"。临床中，承浆穴多用于治疗头面、口腔疾病，也主治消渴、嗜饮类的津液失调疾病。此穴的命名，体现了所在部位的同时，也体现了主治功用。

第14章 督 脉

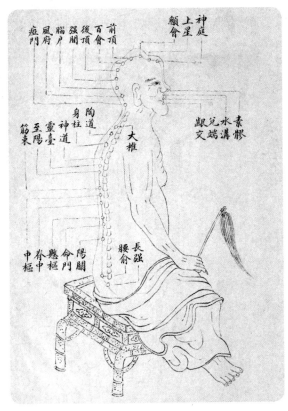

督脉图

督脉者，起于下极之输，并于脊里，上至风府，入属于脑。

督

督，从目，从叔。叔，本字为尗，指豆类植物，引申为捡拾。叔加上目，为察看，引申指督促、监视，后又引申指统领，并可用作名词，指将军。督脉主一身之阳气，与五脏六腑亦有关联，有监督、统领脏腑、阳气的象征。故以"督"字。

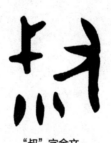

"叔"字金文

1. 长强

【特异性】

督脉之络穴。

【别名】

橛骨，穷骨，气之阴郄，龟尾，尾翠，骨骶，尾骶。

【定位】

在会阴区，尾骨下方，尾骨端与肛门连线的中点处。

【释义】

周楣声云：长，长大，旺盛。强，强壮，充实。喻经气与脊柱为人身强大的梁柱与肾气强健的象征。督脉自下而上，强劲端长，为全身之所寄托。杨上善曰："督脉诸阳脉长，其气强盛，穴居其处，故曰长强也。"如长而不强，则困顿难支；长而过强，则脊强反折。据此以推，则二者皆可取用矣。肾为作强之官，肾强则阳势壮。长强之名，也可与其能治遗精早泄及阳痿等症有关。

2. 腰俞

【别名】

髓孔，背解，腰户，腰柱，髓俞。

【定位】

在骶区，正对骶管裂孔，后正中线上。

【释义】

高式国云："俞"为"腧"之简，"腧"为"输"之化。输者，通达传送也。《素问·骨空论》谓》："督脉起于少腹以下骨中央。"本穴乃其外线循行之初步，由"长强"上行，过尾闾，透出荐骨之下，其处为全腰之俞，试将腰部扭转，本穴如户下枢轴。腰背督脉诸穴，皆具枢动能力，本穴居下，代表全部。以功能而论，本穴能疏解腰部郁滞之气，故名"腰俞"。凡腰部之转运不利者，可取此穴，如沉滞委楚之疾，当求罹病之本，乃可用此。本穴与肾经沟通，腰部有疾，多求之于肾，故俗称内肾为"腰子"，因之此穴又名"腰户"。本穴治阳痿，有效，是其有关于肾之明证也。

3. 腰阳关

【别名】

阳关，脊阳关。

【定位】

在脊柱区，第4腰椎棘突下凹陷中，后正中线上。

【释义】

阳，指阳气。关，为机关。此穴位于腰部，是腰部生理运动、阳气运行的冲要之处，故名"腰阳关"。

据高式国的临床经验，"灸阳关，可觉火气直入腹中，分布内脏"。从功能来说，腰阳关有温煦内脏腑的作用，治疗年老体弱，肝肾亏虚导致的尿失禁等症，疗效颇佳。

4. 命门

【别名】

属累，精宫。

【定位】

在脊柱区，第2腰椎棘突下凹陷中，后正中线上。

【释义】

周楣声云：命，指生命，重要之意。门，见云门条。指其为生气出入通达与维系生命之处。人身命门之处不一，《灵枢·根结》以目为命门；《道经》命门之处更多；此则以《难经·第三十六难》谓两肾之间为五脏六腑之本，生命之原，是男子藏精女子系胞之处，称为命门；以及《黄庭中景经》李注："命门，一名玉都，下丹田也。精气出入，神之所居，当脐后是也。"穴在两侧肾俞之中，以内外相应而得名。

高式国云：中医称两肾之间为生命之门，简称命门。此就内景而言也。若自外景观之，本穴两旁平于两"肾俞"。本穴居其中，亦犹内景命门之居于两肾之间也，故称本穴为"命门"，以其横通于足少阴之经也。又以本穴为沟通督、肾两经之门户，故称之以"门"。

5. 悬枢

【别名】

悬柱。

【定位】

在脊柱区，第1腰椎棘突下凹陷中，后正中线上。

【释义】

周楣声云：悬，通旋，旋转，悬起。枢，枢纽，枢要。以穴当人身旋转枢要之处而得名。物必悬而能旋，上身为下身旋转之所悬附,故人身之旋动必以腰椎为其枢纽。且人在仰卧之时,此处亦悬起而不平直。

高式国云:悬,为托空不着之处;枢,为致动之机。本穴治腰脊强直,不得屈伸之症,故名之以"枢"。人当仰卧之时,腰脊处约有数寸悬空,可以探手通过。本穴适当悬空之上端,两条膂脊之间,故名之以悬,而曰"悬枢"。

6. 脊中

【别名】

神宗,脊俞。

【定位】

在脊柱区,第 11 胸椎棘突下凹陷中,后正中线上。

【释义】

脊柱共 21 节,此穴在第 11 胸椎棘突下,位于脊柱中间,故名"脊中"。

7. 中枢

【定位】

在脊柱区,第 10 胸椎棘突下凹陷中,后正中线上。

【释义】

中枢穴与脊中穴相邻,都位于脊骨的中部,命名含义也相同。枢,古代指门轴,脊柱形同门轴,且能使人体上半身如同门扇一般旋转,故名"中枢"。与脊中穴相较,不过异名罢了。

中枢穴与中枢神经系统命名契合,虽属偶然,但也能看出汉字的传承延续,从古代医家与现代医家对"中枢"一词的共识。

据彭静山先生考据,中枢穴可能为经外奇穴,而非经穴。

8. 筋缩

【定位】

在脊柱区,第9胸椎棘突下凹陷中,后正中线上。

【释义】

筋缩穴之名,是此穴功能的体现,善治筋脉挛缩。因与肝俞穴相平,且肝主筋,筋缩穴常被认为是肝俞穴的辅助穴。据《说文解字》考证,"筋"是表现"肉力"的物质基础,韧带、肌肉都属于"筋"的范畴。临床中,筋缩穴常被用于治疗各种肌肉痉挛类疾病,如面肌痉挛、关节痉挛、胃痉挛等。从临床角度来说,筋缩穴除了治疗"筋缩",还能使肌肉缩紧,如成都的名老中医李绰成先生,常用此穴治疗中风后的颈项无力。

9. 至阳

【别名】

金阳。

【定位】

在脊柱区,第7胸椎棘突下凹陷中,后正中线上。

【释义】

周楣声云:至,是最与极的意思。阳,指心阳与背为阳。为阳气至盛与全身仰赖之处。至,极也。《庄子·至乐》:"天下有至乐无有哉?"《淮南子·时则》:"至阴飂飂,至阳赫赫,两者相接成和,而万物生焉。"《广雅·释训》:"飂飂,风也。""赫赫,明也。"明,日也,背为阳,心为阳中之太阳。穴当心后与背脊之中,自应阳光普照,万物生成,全身仰赖,而所主之病亦至多也。

高式国云:至者,达也,又极也,如四时节令,"夏至"为夏之至极;"冬至"为冬之至极。人身以背为阳,而横膈以下为阳中之阴,横膈以上为阳中之阳。阳中之阳,即阳之至极也,故名"至阳"。

10. 灵台

【别名】

灵阳,肺底。

【定位】

在脊柱区,第6胸椎棘突下凹陷中,后正中线上。

【释义】

周楣声云:灵,见青灵条。台,高台与号令之处。灵台,台名,星名。此处指心,喻为心神居住与行使职能之处。《诗经·大雅·灵台》:"经始灵台。"《左传·僖公十五年》:"乃舍诸灵台。"《后汉书·马融传》谓灵台乃望气之台也。《晋书·天文志》:"明堂西三星曰灵台。"道经则以心为灵台。《庄子·庚桑楚》:"不可内于灵台。"《黄庭内景经》:"灵台盘固永不衰。""灵台三寸五云居。"《内日用妙经》:"灵台无动谓之清,一念不起谓之净。"均直指灵合为心,或指为心灵用事之处而言。

高式国云:古代国君有灵台之设,为君主宣德布政之地。即中医学说,心为君主之官,神明出焉。本穴内应神志。《庄子·桑庚楚篇》注文:"灵台者,心也。"余意凡属有关神志之病,可以取此,俾以加强感通之力,而启性灵之能,故喻本穴为"灵台"。

11. 神道

【别名】

神通,冲道,脏俞。

【定位】

在脊柱区,第5胸椎棘突下凹陷中,后正中线上。

【释义】

神道穴比邻心俞穴,心藏神,周楣声先生谓之"心神出入之道路",故名"神道"。根据临床观察,神道穴的治疗范围除了失眠、心脏早搏等肉体"心"与心神类疾病,还包括牛皮癣、荨麻疹这一类"诸痛痒疮,皆属于心"的疾病。有学者对心神出入的道路做了进一步的解释:神道穴引督脉阳气入心神。单从这一认识来说,"神道"是最为恰当的命名。

12. 身柱

【定位】

在脊柱区,第3胸椎棘突下凹陷中,后正中线上。

【释义】

周楣声云:身,指全身。柱,梁柱。穴处为全身支柱之意。穴位上接巅顶,下通背腰,平齐两肩,居冲要之地,而又梁柱之用也。

高式国云:本穴承"神道"之气,循督上升,正而且直,故名"身柱"。

13. 陶道

【定位】

在脊柱区，第1胸椎棘突下凹陷中，后正中线上。

【释义】

周楣声云：陶，陶丘，陶然。道，道路。指椎体依次高起状如陶丘，且有舒畅情志的陶然之用。《尔雅·释丘》："再成为陶丘。"言丘上更有一丘也。

陶，又是灶的意思。《诗经·大雅·绵》："陶复陶穴。"椎体高出于肉，有"陶"之象，依次而下，即为陶之道路矣。

陶陶，喜悦也。《诗经·郑风·清人》："驷介陶陶。"注："陶陶，乐而自适之貌。"陶道者，使人胸怀舒畅之道路也。

高式国云：本穴与任脉之"璇玑"前后相应。"璇玑"在星象为北辰之枢。于此喻督脉之气，羊角直升。缘"身柱"，上巅顶，下前额，循鼻入齿，衔接任脉而下抵会阴。再缘督经上升。如此由旬不已。在古代观点，物体旋转最速者，莫过于陶钧。《史记·邹阳传》谓"独化于陶钧之上"。中国古代谈天地运行，为"运转鸿钧"，即大体运转，阴阳迭更之意也。本穴之取喻于"陶"者，即法陶钧之居中旋转，牵动四旁也。

14. 大椎

【别名】

百劳，上杼。

【定位】

在脊柱区，第 7 颈椎棘突下凹陷中，后正中线上。

【释义】

脊柱椎体中最大者为第七颈椎，此穴位于其下，为脊柱椎体之首，以此始，往下排序二椎、三椎……故名"大椎"。

15. 哑门

【别名】

瘖门，舌厌，横舌，舌黄，舌肿。

【定位】

在颈后区，第 2 颈椎棘突上际凹陷中，后正中线上。

【释义】

此穴正对舌本，主治"舌缓，瘖不能言"，为治哑要穴，治疗脑中风后失语疗效突出，故名"哑门"。

本穴原名"瘖门"，最早见于《素问·气穴论》，而在《针灸甲乙经》中，又易字为"喑门"。"瘖"与"喑"的含义相同，都指口不能言。哑门穴是腧穴命名中以功能为名最典型的腧穴之一。

16. 风府

【别名】

舌本，鬼穴。

【定位】

在颈后区，枕外隆凸直下，两侧斜方肌之间凹陷中。

【释义】

周楣声云：风，见风门条。府，见中府条。指其为风邪最易储积与治风所宜取之处。后脑与颈项最容易受风邪之侵犯，而其间之诸风穴（风府、风池、风门、翳风、秉风等）也为治疗风邪所必须。此处之"风府"与《素问·疟论》及《灵枢·岁露论》风无常府之"风府"有别。

高式国云：《灵枢·岁露论》："风府无常，卫气之所应，必开其腠理。其所舍节，则其府也。"本穴在脊关节之最上，与"风池""翳风"相平。本穴居其正中。以形势论之，犹统领风穴之衙府也。以病理论之，则风邪内传之门户也。缘风邪中人，多先舍于腠理。腠理，内应三焦，三焦为六腑之一，卫气之所应也。凡疾病之关于风者，均应取本穴为主，故名"风府"。

17. 脑户

【别名】

匝风，会额，合颅，仰风，会颅，迎风。

【定位】

在头部，枕外隆凸的上缘凹陷中。

【释义】

户字的甲骨文字形，象门（門）字的一半，本义为单扇门。后引申为出入口。此穴为督脉通脑的出入止口，故名"脑户"。

"脑户"一词最早见于《素问·刺禁论》："刺头中脑户，入脑立死。"由此出现了脑户穴禁针一说，然而实际操作中，脑户穴位于枕外隆凸上，有颅骨相隔，针刺时不存在入脑的风险。

从解剖学来看，枕骨大孔作为重要的解剖结构，脑干与脊髓在
此连接，如出入颅腔的门户，针刺这周围的穴位，都应慎之再慎，
如果破坏此处的组织，可能引起心跳、呼吸、血压的严重障碍，
进而导致死亡。因此，《素问·刺禁论》中的"脑户"指的是这
个词字面的含义，而非对穴位的描述。"刺头中脑户，入脑立死"
可看作头部针刺的原则，即不可入脑。

18. 强间

【别名】

大羽。

【定位】

在头部，后发际正中直上 4 寸。

【释义】

周楣声云：强，强硬不和也。间，见二间、三间条；又指中
间。穴当顶骨与枕骨结合之中间，能治头痛项强诸病。

高式国云：本穴在后颅硬骨下缘，功同"脑户"。有云能治
头目病，及癫痫诸症，以其功能多在脑也。《铜人》未言禁灸，
盖以此处头骨坚强也。故名之为"强间"。

19. 后顶

【别名】

交冲。

【定位】

在头部，后发际正中直上 5.5 寸。

【释义】

此穴位于头颅巅顶稍后之处，故名"后顶"。

20. 百会

【别名】

顶中央，三阳五会，天满，天蒲，三阳，五会，巅上。

【定位】

在头部，前发际正中直上 5 寸。

【释义】

头为诸阳之会，此穴为手足三阳、督脉、足厥阴交会之处，故名"百会"。

周楣声云：百，百脉，百骸。会，朝会。居一身之最高，百脉百骸皆仰望朝会，如天之北辰北极也。

高式国云：穴在人体至高正中之处。《针灸大成》云："犹天之极星居北。为手足三阳与督脉之会也。"《道藏》云："天脑者，一身之宗，百神之会也。"故名"百会"。所谓"天"者，以其居人身之最上也。所谓百神者，有关全身之神志也。该书又喻头为昆仑。盖以中国地势而论，境内群山，以昆仑为主。所有山脉河流，多由昆仑披沥而下。故本穴别名"昆仑"。因足太阳经足跟后方外侧，另有"昆仑"穴位。故本穴"昆仑"之名，因之不传。又本穴处人身最上，四围各穴，罗布有序。大有百脉朝宗之势。犹地理学之世界屋脊。在人身则总摄阳经全部之汇也。名以"百会"，最宜。故后世以本穴为治疗头部诸病之总穴。但以其地位至高，不免有如《易经》乾元亢九之弊。故有时虽用泻法，而反升提。何则？因人身血气循环，有压力亦有反动之浮力。若亢盛之热邪与浮力结合，故有时降之不下也。故针家治头部亢热之症，多用此穴，必兼取足跟"昆仑"、手腕"列缺"，以及其他下行之穴以佐之，俱用泻法，襄其下降之力，乃克有济。即上病下取之义也。有谓中医病理不切实际，盖以术者不言此理也。至若右病取左，左病取右，循其经也。寒因寒用，热因热用，顺其情也。用寒远寒，用热远热，避其势也。诸般大法，术者最需留意。

21. 前顶

【定位】

在头部，前发际正中直上 3.5 寸。

【释义】

此穴位于头颅巅顶稍前之处，故名"前顶"。

22. 囟会

【别名】

囟中，鬼门，天窗，顶门，囟门。

【定位】

在头部，前发际正中直上 2 寸。

【释义】

囟，指囟门。会，指会合。婴儿时脑髓未充，头骨不合，俗称囟门。年长时囟门渐合，穴当其处，故名囟会。

周楣声云：囟，囟门。会，聚会。指为经气在囟部聚会之处。

额骨上方与顶骨连合处,古称为囟或囟门。《释名·释形体》:"囟,峻也,所生高峻也。"穴当其间,自为囟部经气之聚会。

高式国云:囟,古字顖,从頁,从思;思,从囟,从心。人当思虑之际,神志会于囟门,故名"囟会"。胎儿在腹,诸窍静闭,唯以脐吞吐母气,促动膈肌鼓荡,囟门亦为之小颤,是为胎息,胎息为先天之气。迨降生之后,则鼻司呼吸,是为后天之气。而囟乃渐合。《铜人》谓八岁之后,乃可针。

23. 上星

【别名】

鬼堂,明堂,神堂。

【定位】

在头部,前发际正中直上 1 寸。

【释义】

古代的医家的眼中,人与自然密不可分,鼻通天气,目比日月。上星穴位于前额部,如点缀在"空中"的一颗明星,故名"上星"。从临床来看,上星穴的主治范围囊括了它"照耀"的眼、鼻,以及整个面部的疾病,如鼻塞、鼻衄、目痛、额痛、面部中风、头风等。

24. 神庭

【别名】

天庭。

【定位】

在头部，额前部发际正中直上 0.5 寸。

【释义】

周楣声云：神，指脑之元神。庭，宫廷，庭堂。意为此乃脑神所居之高贵处也。道经中有三田之说。《中黄经》以脑宫为上丹田，心宫为中丹田，腹胃为下丹田，也称上中下三庭。《黄庭中景经》注："面有神庭。"《黄庭内景经》注："神处其中则灵，灵则应，应则保身。"故神庭者脑神之宅，保身之堂也。

高式国云：本穴在脑海前庭，为神志所在，且居颜面上部。《续博物志》云："面者，神之庭也。"故名本穴为"神庭"。

25. 素髎

【别名】

面王，面正，正面，面土。

【定位】

在面部，鼻尖正中。

【释义】

周楣声云：素，白色与高沽之意。髎，见肘髎条。指鼻尖地位尊贵，且在养生静坐时此处能出现白影之谓。圣而不王名曰素王，为孔子的尊称。穴居准头，地小而位高，有素王之义，故又称面王、面正。《东坡志林·养生说》引佛语及老聃语："视鼻端白，数出入息。"注："静坐之际，双目微合，垂视鼻端，有些些白影之谓。"素髎之名，亦与道家学说思想有关。

高式国云：髎，为骨隙之狭小者。本穴在鼻尖正中缝隙中。

鼻尖，俗称准头，以其中正不倚也，而为面王中正之标准。凡物体素于其位者，必中正乃佳，故称本穴为"素髎"，又名"面正"。其名之以素者，以鼻为肺窍。肺于五行属金，金于时为秋，于色为白，白为素色，金为素气，秋为素令，故名之以"素"也。

程扶生：素髎，在鼻端。素，始也。人之胚胎，鼻先结形，故谓是太始之骨髎也。

26. 水沟

【别名】

人中，鬼客厅，鬼宫，鬼市，鬼排。

【定位】

在面部，在人中沟的上 1/3 与下 2/3 交界处。

【释义】

周楣声云：水，指水液，涕水。沟，见支沟条。穴在鼻柱下，人中沟中央，近鼻孔处，为鼻水所流注，且能治水病，故名。

高式国云：鼻通天气，口通地气。本穴在口鼻之间，故名"人中"。所谓通天气者，吸则取之于天，呼则还之于天，藉人心肺鼓荡，膈肌升降，而做吐纳，是与天气做循环也，故亦喻胸廓为天。所谓通地气者，即饮食水谷动植等物，皆取之于地，入之于口，经胃肠消化，吸收精华，排出便尿，仍还之于地，合于土壤，又复产生水谷动植等物，以供口腹，是与地气做循环也，故喻腹腔为地。"人中"之名，既雅且显，且通俗易解。本穴原名"水沟"，以其在口鼻之间，上唇正中之处。养生家闭口藏舌，舌舐上腭，运送口中津液，由上腭膛向后方下行，滋润喉咙，通渗脏腑。本穴当口水吞咽，向上翻转之路，故名"水沟"，乃指口内功用而言。若自外表观之，则仅涕水之沟渠耳，于义则浅，故后世呼本穴为"人中"者多，"水沟"之名，沦于自然淘汰矣。又本穴为督脉与手阳明经左右交通之会，故治口眼㖞斜。又以本穴在唇，故治唇动如虫行。又以手阳明之经，内属大肠，大肠为吸收水分之器。本穴既为督脉与手阳明之会穴，则亦能治失水致燥而成之消渴症。

27. 兑端

【定位】

在面部，上唇结节的中点。

【释义】

周楣声云：兑，同锐；又洞穴也，卦也。端，顶端。穴在上唇顶端，口腔这一大洞口之上方，故名。

兑，锐小也。《晏子春秋·内篇》："兑上丰下，兑下丰上。"故锐骨，杨上善作兑骨。

兑，又是洞穴的意思（见厉兑条）。而兑卦的缺口又在上方（三），穴正在人口这一大缺口上唇之顶端也。

28. 龈交

【定位】

在上唇内，上唇系带与上牙龈的交点。

【释义】

龈交穴在齿龈与上唇内侧的接合处，又为任督二脉的交会处，故名"龈交"。

29. 印堂

【定位】

在头部，两眉毛内侧端中间的凹陷中。

【释义】

印，泛指图章，古代习俗常以朱砂印捺于小儿眉间之处避邪；堂，为平坦之处。故名"印堂"。